深圳市残疾人综合服务中心专项课题资助

视障儿童早期定向行走技能培养

总主编　徐　云
主　编　张悦歆

西北大学出版社
·西安·

图书在版编目(CIP)数据

视障儿童早期定向行走技能培养／张悦歆主编.
西安：西北大学出版社，2024.9. ——（特殊教育丛书／
徐云总主编）. —— ISBN 978-7-5604-5509-9

Ⅰ. R774.09

中国国家版本馆 CIP 数据核字第 2024W0J385 号

视障儿童早期定向行走技能培养

主　　编	张悦歆	
出版发行	西北大学出版社	
地　　址	西安市太白北路 229 号	
邮　　编	710069	
电　　话	029-88303310	
网　　址	http://nwupress.nwu.edu.cn	
电子邮箱	xdpress@nwu.edu.cn	
经　　销	全国新华书店	
印　　装	陕西瑞升印务有限公司	
开　　本	787mm×1092mm　1/16	
印　　张	13.5	
字　　数	240 千字	
版　　次	2024 年 9 月第 1 版　2024 年 9 月第 1 次印刷	
书　　号	ISBN 978-7-5604-5509-9	
定　　价	65.00 元	

如有印装质量问题,请与西北大学出版社联系调换,电话 029-88302966。

《视障儿童早期定向行走技能培养》
编写委员会

主　　编　张悦歆

副 主 编　周文培　　赖卓妮

编　　者　金　钊　　潘煜静　　赖元元　　韩　露

插画绘制　张悦芯

定向行走——

帮助视障儿童独立的基石

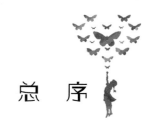

总　序

特殊教育是国民基础教育不可分割的组成部分，是教育的兜底工程和教育公平的重要体现，同时是衡量社会文明进步程度的重要标志。

习近平总书记在 2024 年召开的全国教育大会上强调，"教育是强国建设、民族复兴之基。""我们要建成的教育强国，是中国特色社会主义教育强国，应当具有强大的思政引领力、人才竞争力、科技支撑力、民生保障力、社会协同力、国际影响力，为以中国式现代化全面推进强国建设、民族复兴伟业提供有力支撑。""要坚持以人民为中心，不断提升教育公共服务的普惠性、可及性、便捷性，让教育改革发展成果更多更公平惠及全体人民。优化区域教育资源配置，推动义务教育优质均衡发展，逐步缩小城乡、区域、校际、群体差距。"

这对新时代教育赋予了新使命、新担当、新作为，令人鼓舞，催人奋进。对特殊教育工作者如何在教育强国建设中要踔厉奋发，把握好定位，牢记教育报国初心使命，坚持以人民为中心发展特殊教育，加快推进特殊教育高质量发展，以特殊教育之强促进教育之强，以教育之强夯实国家富强之基，在全面推进中华民族伟大复兴中发挥特殊教育的独特作用提出了新要求、新任务和新期望。从党的十七大"关心特殊教育"，到党的十八大"支持特殊教育"，再到党的十九大"办好特殊教育"和党的二十大"强化特殊教育普惠发展"，这些关键词的改变折射出党和国家不断增强对特殊教育的重视程度，不断加大支持力度，努力让每一位残疾儿童少年都能享受合适而优质的教育。

回顾我国特殊教育发展的历史和本人自己见证的特殊教育发展历程，在党、政府及社会各界，以及特殊教育工作者的不懈努力下，我国特殊教育取得了显著成就，已经形成了具有中国特色、适合中国国情的特殊教育发展模式。

新中国成立之前，特殊教育学校由私人创立的居多，特殊教育以"看护""养护"为主，基本上属于慈善救济性质。新中国成立后，政府接管了特殊教育学校，相继颁布《政务院关于改革学制的决定》(1951 年)、《办好盲童学校、聋哑学校的几点指示》(1957 年)等，确立了特殊教育的教育属性和地位，推动了特殊教育发展。截至 2023 年，特殊教育学校从 1946 年的 40 所增加到 2345 所，在校学生数也从 2322 人增加到 91.2 万人，其中，特殊教育学校就读在校生 34.12 万人，其他学校就读在校生 57.08 万人。

改革开放后，特别是 1988 年，我国启动了残疾人教育事业发展五年规划、召开了第一次全国特殊教育工作会议，次年国务院办公厅转发了国家教委等部门《关于发展特殊教育的若干意见》，一系列举措推动了特殊教育较快发展。《残疾人教育条例》《义务教育法》《残疾人保障法》等法律法规公布。2017 年修订的《残疾人教育条例》，不仅为进一步保障残疾儿童接受义务教育提供了强有力支持，而且确立了推进融合教育、优先采取普通教育方式的特殊教育发展原则。后如《关于进一步加快特殊教育事业发展的意见》《国家中长期教育改革和发展规划纲要(2010—2020 年)》等相继出台，"特殊教育提升计划"等相继实施，有效推动了特殊教育的发展。需要特别指出的是，教育规划纲要把特殊教育作为八大教育发展任务之一，对特殊教育真正纳入国家教育整体规划、实施融合教育具有重要意义。

我国特殊教育形成了"以特殊教育学校为骨干，以大量随班就读和特教班为主体，以送教上门和远程教育等为辅助"的中国特色的发展模式，为在全球范围内建立没有排斥、没有歧视的全纳教育体系做出了贡献。

1946 年，特殊教育学校(盲校、聋校)40 所，2018 年特殊教育学校达到了 2152 所，2023 年为 2345 所，增长了 58 倍左右。在校残疾学生人数

2322 人,2018 年在校残疾学生达到了近 66.59 万人(包括特殊教育学校、随班就读和附设特教班、送教上门等)。2023 年为 91.2 万,增长了 390 多倍。1953 年,特殊教育学校专任教师 444 人,2018 年特殊教育学校专任教师 5.87 万人,2023 年为增长了 190 多倍。

我国的特殊教育法制体系逐渐得到完善。近些年,出台了一系列有关残疾人权益保障的条例,如《无障碍环境建设条例》《残疾人就业条例》《残疾预防和残疾人康复条例》等。目前,直接涉及残疾人权益保障的法律有 80 多部,行政法规有 50 多部,标志着特殊教育已基本完成了从慈善型、救济型向权利型、普惠型方向转变,纳入依法治教轨道。

学前到高等教育阶段特殊教育体系初步形成。新中国成立初期,残疾人限于基础教育。经过 70 多年不懈努力,特殊教育逐渐确立了"保障义务教育,着重发展职业教育,积极开展学前教育,逐步发展高级中等以上教育"的方针。按"全覆盖、零拒绝"的要求,对所有类别的残疾儿童,包括残疾程度较重或具有多重残疾的儿童,提供多种多样的教育形式,保障其接受义务教育的权利。全国已有上百所普通本科高校开设特殊教育专业和高职院校开设特殊教育专业点。我国特殊教育体系在层次上已经具备了学前教育、义务教育、高中教育及高等教育各阶段,已经具备了基础教育、职业教育、成人教育等类型。

特殊教育安置多样态和教师培训体系日趋完善。改革开放以前,我国残疾儿童只能到特殊教育学校接受教育,目前我国特殊教育提供了多样化的教育形式,包括特殊教育学校、特殊教育班、随班就读、送教上门或远程教育等。1987 年,在普通学校就读的残疾学生为 0.64 万名,残疾儿童入学率只有 6% 左右,现在已经达到 95% 以上。改革开放前,我国没有培养特殊教育教师的专门机构。改革开放后,为了培养高层次的特殊教育人才,国家开始在一些省份建立特殊教育师范学校(部、班),在部属师范大学建立特殊教育专业。1986 年,北京师范大学教育系设立特殊教育专业,当年第一次在全国招收本科生。随后,华东师范大学等数十所大学相继建立特殊教育专业,一批特殊教育硕士、博士点也相应建立。

融合教育、早期干预、多重残疾儿童教育等发展飞快。各地政府对适龄残疾儿童义务教育要优先考虑就近就便入学,要配置所需特殊教育教师,提供必要的经费保障,并有计划地在普通学校设立特殊教育资源教室。新修订的《残疾人教育条例》也明确指出,要"优先采取普通教育方式"。

扩大并改善幼儿特别是残疾幼儿的保育和教育,使他们的残疾状况或程度减轻,可以使他们潜能得到开发,同时还可以预防第二种障碍或第二次障碍的出现。新修订的《残疾人教育条例》和《特殊教育提升计划》都明确指出,要"加大力度发展残疾儿童学前教育",将残疾儿童学前教育纳入当地学前教育发展规划,列入国家学前教育重大项目。

特殊教育学校要扩大招生规模和类型,依法接收残疾程度较重的残疾儿童入学,实现残疾儿童教育"零拒绝""全覆盖",对那些不能到校就读、需要专人护理的适龄多重或重度残疾儿童,采取送教上门等方式提供教育。

特殊教育的质量得到较大提升。提高残疾人的教育质量,课程的针对性、适宜性是需要考量的重要因素。相对于普通教育而言,特殊教育课程的适宜性更加重要。对于残疾学生来说,不是所有学生都需要开设相同的课程、学习相同的内容、采取相同的评价标准。残疾学生能够学习什么内容、达到什么样的标准主要还是由其能力来决定。因此,我国特殊教育更加重视残疾学生的课程适宜性,因材施教、因人而异,使每个残疾学生都能够得到更好的发展。

进入新时代,特别是 2023 年 6 月,中共中央办公厅、国务院办公厅发布《关于构建优质均衡的基本公共教育服务体系的意见》,文件进一步明确了基本公共教育服务的主要内容,强化政府保障责任,完善政策保障体系,织牢织密服务保障网,推进基本公共教育服务覆盖全民、优质均衡。对特殊教育提出三大任务:一是加强义务教育阶段特殊教育学校建设和普通学校随班就读工作,健全面向视力、听力、言语、肢体、智力、精神、多重残疾以及其他有特殊需要的儿童的特殊教育服务机制。二是坚持精准分析学情,全面建立学校学习困难学生帮扶制度。三是健全面向全体学生的个性化培养机制,优化创新人才培养环境条件。教育部、国家发展改革委、财政部随后联合印发《关于实施新时代基础教育扩优提质行动计划的意见》，提出强化新时代特殊教育优质融合的发展目标，提出办好更加公平、更高质量特殊教育的若干重要举措，是进一步推进教育公平、切实保障广大特殊儿童青少年受教育权利的需要，更是促进残疾人全面发展和共同富裕、加快建设教育强国的需要，意义重大，影响深远。

特殊教育的扩优提质，就是着眼公共服务均等化，加快推进优质特殊教育普遍惠及每一名特殊儿童青少年；就是着力发展素质教育，提升特殊教育育人质量，促进特殊人群的多元发展。到2027年适龄残疾儿童义务教育入学率保持在97%以上。这是一个发展性目标，是对适龄残疾儿童义务教育阶段入学率已经达到95%的新期待；更是一个刚性目标，既要求巩固好已有的普及成果，更要为义务教育普及水平真正实现"一个都不能少"继续努力。措施为：一是扩充学位资源，实现"全覆盖"。我国实现了30万人口以上县"县县有特校"的保障任务。本次《意见》提出，鼓励20万人口以上的县办好一所达到标准的特殊教育学校，并要求20万人口以下的县要因地制宜设立特教班，实现特殊教育学校（班）县县全覆盖。二是扩大资源供给，实现"全学段"。《意见》以建设从幼儿园到高中全学段衔接的十五年一贯制特殊教育学校为抓手，加快特殊教育从义务教育向两头延伸，实现特殊学生基础教育全学段衔接，为终身学习奠定坚实基础。三是加快类型资源建设，实现"全谱系"。

融合教育的高质量推进，让广大特殊儿童青少年和普通儿童青少年在融合环境中相互理解尊重、共同成长进步，是特殊教育发展的重要方向，可以说，融合教育质量水平高低是特殊教育质量的重要"试金石"。

高质量融合教育要求：一是学校提升课程规划和教学实施质量。课程是全部教育目标的载体，学校教育的育人功能主要依靠课程方案的设计与实施来体现。教学是学生素养发展的载体，德智体美劳全面发展主要依赖教学活动完成。必须要全面落实课程方案和课程标准，遴选基础教育精品课，推进教学方式方法创新，实现对特殊学生的差异化教学，满足学生多样化学习需求，促进特殊学生全面而有个性地发展。二是要求教师提升育人能力和质量。要强化师范生综合素质和全面育人能力培养,加强教研支撑,以高质量的特殊教育队伍为特殊教育发展提供强大动力。三是要求专业部门提升特殊教育体系服务质量。要组织遴选融合教育示范区和示范校,推进国家、省、市、县、校五级特殊教育资源中心建设,充分发挥示范区、示范校的示范引领作用和各级特殊教育资源中心的专业指导作用。四是要求多方参与提升跨领域资源整合质量。大力推进特殊教育与普通教育、职业教育、医疗康复、信息技术深度融合,充分满足特殊学生接受普通教育、掌握一技之长融入社会以及接受优质适宜的医疗康复服务需求,并实现以数字化赋能提升特殊教育治理水平和育人质量。

要实现目标,还是要靠政府。政府的责任是要对特殊教育事业的全面领导和统筹,为特殊教育优质融合发展提供了坚强的支持保障。关键做到以下三点:一是强化普惠保障。必须坚持落实政府主体责任,加强统筹规划和条件保障,加大政策、资金、项目向特殊教育倾斜力度,尽力而为、量力而行,不断加大财政投入力度,特别提出要优先将家庭经济困难的残疾儿童纳入资助范围,补助残疾学生特殊学习用品、教育训练、交通费等。二是强化标准引领。切实发挥评价指挥棒作用,用好学前教育、义务教育和特殊教育办学质量评价指南,推动各地完善质量评价实施方案,组织做好学校自评,以评促建,提升特殊教育办学质量。三是强化协同共育。办好特殊教育是全社会的共同责任。推动形成政府统筹协调、学校积极主导、家庭主动尽责、社会有效支持的协同育人格局,落实各方相应责任及沟通机制。

可以说,这个文件无疑吹响了新时代加快建设高质量特殊教育体系、推动特殊教育优质融合发展的号角。我们务必要充分认识把握特殊教育扩优提质的核心要义,将重大行动战略举措转化为切实行动,深耕细作、求实求效,真正让每一名特殊儿童少年都能感受到党和政府的温暖,都能有一个幸福美好的童年,为教育强国建设做出新的贡献。

但我们应该看到,特殊教育发展同时又遇到新挑战,主要在于:①提升特殊教育普及水平难度加大。历史原因造成的教育资源不足;多类型特殊需要群体需要解决的问题多,难度不小而且也很突出;残疾儿童非义务教育发展基础比较弱。②特殊教育支持保障体系尚不健全,尚未形成稳定的投入机制;特殊教育学校相对闭塞,高水平发展困难;普通学校和非义务教育阶段特殊教育学校缺少专门的经费标准和制度化支持;随班就读缺乏专业支持机制。③特殊教育师资数量不足,待遇偏低,专业能力不强。师资配备标准,如特殊教育师生比、资源教师和相关专业人员不能满足实际需要;教师专业化水平整体不高;特殊教育师资培养质量需要提高等。④教育教学针对性差,质量参差不齐。特别在特殊教育学校教材使用,课程资源开发与使用,教学评价以及其他残疾类型教育教学,如孤独症儿童的课程教材;数字校园、智慧校园等特殊教育信息化建设水平还比较落后。⑤融合教育总体质量,特别是认识水平、支持保障体系和个别化教学能力等。

要破解特殊教育发展瓶颈,特别在教育资源、残疾类型、学段、办学条件、办学经费、教师队伍、融合教育、课程资源、教育评价、课程改革等各个方面需要大力改进,主要措施为:

(1)特殊教育服务群体进一步扩大,推进融合教育具有重要意义。要关注多类型特殊教育需要群体,加强孤独症等特殊儿童教育教学,优化孤独症儿童教育教学服务布局,积极探索符合各种各类特殊儿童的培养方式,做好"两头延伸"、康复与职业技能提升等开拓性工作。

(2)全方位、全体系深度推进融合教育。对适龄残疾儿童义务教育入学率达到97%,努力实现残障人士的全生命周期的终身教育。加强普通教育和特殊教育融合,推动职业教育和特殊教育融合,促进医疗康复、信息技术与特殊教育融合,强化融合教育的支持与保障体系。

在学校层面:融合教育管理、融合教育课程建设及教学、融合教育班级管理、融合教育文化环境建设、家校共育等提高融合教育质量、推进融合教育发展的内容。

在学生层面:通过科学评估、方案制订、环境创设、教学支持、融合成长及转衔辅导等促进残疾学生和普通学生融合发展,全面提升育人质量。

普通学校的责任:转变思想观念、加强支持保障体系建设、课程改革与评价改革、校园文化和舆论氛围。

特殊教育学校的责任:将特殊教育学校建成区域特殊教育指导中心,

大力推进融合教育。

（3）积极打造特殊需要学生的学习新生态。在制订差异化培养方案时，通过科学评估，针对性做好潜能开发、缺陷补偿方案；做到家庭与学校、普校与特校、学校与实习基地、线上线下的"随时随地学习"；对各类学习困难学生全面容纳和全方位支持，了解读懂新课标，完善培养目标，优化课程设置，聚焦核心素养，推动跨学科主题学习，突出实践育人功能，加强评价改革，优化教育教学培训，提高科研能力与水平。

（4）加强特殊教育资源配置，构建特殊教育专业支持网络。要因地制宜，合理配置特殊教育资源。鼓励在九年一贯制学校或寄宿制学校设立特殊教育班，提出大力推进国家、省、市、县、校五级特殊教育资源中心建设，合理布局孤独症儿童特殊教育学校等服务配置。优化课程资源建设，确保政治方向，确保内容严谨、准确，确保充分体现先进的教育思想和教育理念，确保内容符合不同年龄阶段不同类别残疾儿童的教育特点，确保适用、好用、够用，确保纵向衔接和横向协调。

（5）加强特殊教育保障。将义务教育阶段特殊教育生均公费经费补助标准提升至每生每年 7000 元以上，提升教育教学保障、师资保障、办学经费保障、学位保障、办学条件保障水平。

（6）营造尊师重教的良好风尚。需要建立专门的特殊教育教师资格，建立专业资质规范、专业成长道路通畅、专业能力一流的特殊教育教师和其他专门人才队伍。完善专兼职结合的人才机制，教育、医疗、康复的整合机制，教育事业、医疗康复事业、民政福利事业、残疾人事业的整合机制，人才的使用、流动和成长机制。做到培训工作经常化、制度化。大力弘扬教育家精神。

（7）要有更加完善的体系建设。这需要：①普及普惠、医教融通、学段融通、畅通便利的残疾人终身教育体系；②全面覆盖、系统集成、重点帮助、个别指导的特殊需要障碍学生学习支持体系；③科学选拔、灵活多元、科教协同、全球视野的拔尖创新人才培养体系。

（8）要提供更加强有力的支持保障。这主要在于：①年限不断延伸的免费教育；②力度不断加大的资助；③特教特办的人、财、物投入机制；

④不断提升的特殊教育师资队伍的职业吸引力。

全国教育大会要求：加快建设高质量教育体系，推动义务教育优质均衡发展，解决好人民群众关于教育的急难愁盼问题。加强高素质专业化教师队伍建设，提升教书育人能力，巩固好教育强国建设的重要根基。实现国家提出的更高质量发展目标，其重点是在融合教育的进一步普及，课程建设进一步加强，个别化教育和适宜水平进一步提升，教育管理活力更加充满活力，学生出彩成材更多机会，教师更有幸福感，家长更多获得感和满意度，与社会更加融合，育人质量更加服务国家发展需要。

新时代，新目标，给我们提出了非常重要的新任务。为此，本人与特殊教育同人一起根据新的"教育强国，特教有为"要求，专门编写出版一套《特殊教育丛书》，可以作为新时代特殊教育教材或研究参考指导，为高质量发展特殊教育，使每一个特殊儿童"有学上"，还"上好学、能出彩"，为中华民族的伟大复兴，每一个人都能人尽其才、各展风采，早日实现伟大"中国梦"做出一份贡献。

国家社科重大招标项目　首席专家
浙江工业大学、南京特殊教育师范学院　特聘教授

2024 年 8 月于杭州

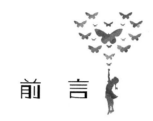

前　言

　　视障儿童的教育需求已经远远超出了读、写、算等传统教学的范畴。为了使他们在学校、社区及职业生涯中取得成功,应该对其进行多领域的补偿教育。而定向行走就是最重要的补偿领域之一,也是帮助视障儿童走向独立的关键一步。因为独立外出是所有人的基本需求,同样也应该是视障者的基本需求和权力,是保障视障者最大限度地独立活动,探索、认识并享受世界的重要能力。

　　我国历史上的《全日制盲校课程计划(试行)》(1993)以及现行《盲校义务教育课程方案》(2007)中,定向行走一直以来都被视作一门非常重要的特殊课程专门开设。然而在实际教学中却面临一些挑战:一是专业师资缺乏;二是教学效果虽有,但不显著。作者编写此书的主要意图也源于此。一方面,本书系统梳理了定向行走的先备技能、主要定向技能和行走技能,以及定向行走辅具等知识,丰富了现有视障教育教师培养的知识体系,一定程度上解决了我国专业定向行走教师师资严重短缺的问题;另一方面,本书聚焦学龄前视障儿童的前定向行走技能培养,明确指出在学龄前阶段进行感知觉、身体运动能力、概念形成等方面的培养对于学龄后视障儿童定向行走技能习得的重要性,为提升义务教育阶段定向行走教学的有效性奠定了坚实的基础。此外,本书还可以作为视障儿童早期干预家庭指导用书,帮助家长改变养育观念,特别是减少"过度保护",提高对"持杖行走"必要性的认知,增强养育视障儿童的信心,形成对孩子的积极期待。

　　本书的编写遵循学龄前视障儿童的身心发展特点,一是从整体发展观出发,将前定向行走技能视作学龄前视障儿童全面发展的重要领域之一，阐明前定向行走技能与其他各项能力的关系。二是从顺序发展观出发，分析了定向行走技能发展的先备技能，以及学龄前视障儿童需掌握的主要定向技能和行走技能，为长大后继续学习高阶技能打下基础。值得注意的是，由于学龄前视障儿童个体间差异较大，本书中介绍的主要定向和行走技能，以及辅具使用等内容需要教育者根据服务对象的个别化特点进行调整。

本书参考了国内外为数不多的从事视障教育研究，特别是定向行走研究的学者的研究成果，也是编者多年来研究与实践的总结，编写团队为之付出了大量心血。同时，本书也是深圳市残疾人综合服务中心专项课题资助下的研究成果，在此特别感谢中心的慷慨资助以及在视障儿童早期干预事业中多年来孜孜不倦的努力实践。此外，还要感谢顾定倩教授和北京师范大学手语和盲文研究中心对本书出版的鼎力支持！

本书是国内第一本主要针对学龄前视障儿童前定向行走技能培养的专业书籍。书中难免有疏漏之处，恳请大家批评指正！

张悦歆

2024 年 9 月于北京

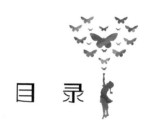

目　录

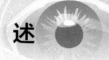

第一章 概 述

第一节 定向行走和前定向行走的基本概念

定向行走（orientation mobility，OM）是指个体确定自己与环境的相互关系，进而安全有效地行走移动并接近目标的一种行为，它包括定向和行走两个部分。定向即理解个体与周围的人、物体及方位的关系，学习如何在环境中移动时保持与这些因素的状态和关系；定向需要依赖大脑中的空间表征[①]，确定个体在环境中的位置以及自己与环境的相互关系，从而确定环境中的行动方向，它是行走的前提。行走即个体安全地从一个地方到达另一个地方的身体运动过程。

定向行走技能是从一个地方安全、有效到达另一个地方的必备技能，是视障者非常重要的日常生活技能，也是视障者的基本需求和权益。定向行走技能是保障视障者最大限度地独立生活，探索、认识并享受世界，自由平等地参与社会生活的重要能力。

0～6岁视障儿童的定向行走技能被称作"前定向行走技能"（pre - orientation and mobility skills），即为真正掌握定向行走技能所需的准备技能。对于学龄前视障儿童来说，定向是目的性运动的认知表现；而目的性运动则是为了达到期望的结果而有意识地走动。前定向行走技能往往与视障儿童方位概念的形成、感知觉发展水平及动作发展水平等有紧密的联系。所以鼓励和促进学龄前视障儿童定向行走的目的实际上就是通过各种方式的活动以促进其身心的发展。

---

① 空间表征是物体位置和空间关系在个体心理中的一种表象化表征，是个体对环境的认知并且用外在符号呈现出来，对于个体的行走导航具有重要意义。空间表征具有三种表现形式：地标表征、路径表征和场景表征。这三种表征方式是层层递进的，首先是对环境中突出物体的认识，然后将地标之间路线连结成为路径，最后路径增多形成网络状则是形成了场景。关于学龄前视障儿童空间表征能力的形成与发展将在后文中与概念、空间知觉、心理地图等相关内容一起做进一步介绍。

第二节　视障儿童在定向行走方面的困难及其原因

国外一项针对视障人群的调查发现，20%的患者从没有离开过他们的家，只有34%的患者曾经离开过自己的家乡。而我国由于学龄前视障儿童早期干预服务才刚起步，学校教育阶段定向行走课程教学的基础比较薄弱，导致绝大多数视障人没有受过专门的定向行走训练，缺乏正确的定向行走知识和技能。自身独立出行能力的丧失，极大地限制了视障者的活动范围，影响其平等参与社会的能力。在定向行走过程中，视觉是使个体安全、有效、独立、自然行走的基本条件。视障儿童由于视觉全部或部分丧失，相较于普通儿童来说，他们在定向和行走方面无疑存在挑战。主要归因于以下几个方面：

一是视觉缺陷导致儿童概念习得和概念形成困难，而概念是定向的基础。例如儿童对自己身体的概念、方位概念、空间概念、环境中物体的概念等都是在环境中定向的基础。普通儿童这些概念的习得主要依靠视觉线索，成人不用专门去教导他们，他们便可以在日常生活中通过观察和探索逐渐建立起来——而观察和主动探索都是以视觉为前提的。视障儿童由于缺乏这些看似平常的视觉刺激，就会在一些再普通不过的概念形成上存在困难；如果家长或成人缺乏相应的意识和知识，则会加剧儿童发展的阻碍，使其在抽象概念的习得上更为困难，进而影响其认知的发展。

二是视觉缺陷完全或部分地剥夺了视障儿童的视觉定向，导致其在认识环境、捕捉环境线索时存在障碍。视障儿童的其他感知觉，如听觉、触觉、嗅觉、味觉等虽然可以一定程度上弥补视觉的缺陷，有的视障儿童甚至可以发展出较高水平的听觉、触觉、嗅觉等其他感知觉，但是视觉所独有的优势难以完全被替代。有的视障儿童由于早期发展环境的剥夺，其他感知觉发展也受到阻碍，那么则会更加影响定向和独立行走的效率。

三是视觉缺陷可能间接导致儿童身体和运动能力发展受限。虽然视觉缺陷与动作发展没有必然的联系，但对动作发展存在显著的消极影响。视觉刺激不足使视障学生依靠身体动作主动去探索环境的动机减少，活动量不足，进而使其动作技能的发育受到阻碍，其运动能力不能随着机体的成熟而自然地发展，可能出现身体和动作发展不协调或延迟的状况，特别是在与行走相关的平衡能力、肌张力等方面可能出现发展迟缓。肌张力是维持身体各种姿势和正常活动的基础。由于运动不足，导致视障儿童肩部、腰部、臀部等部位肌张力较低，肌肉松弛，容易出现低头、双肩下垂、弓腰、圆背等姿势，甚至引起不良步态，而这些都与行走能力直接相关。在平衡能力方面，良好的平衡能力需要视觉、前庭觉和躯体感觉（包括皮肤的触觉、压觉和本体觉）的参与。视觉缺陷导致儿童平衡能力受到影响，使部分儿童害怕身体的运动；许多视障儿童还会在潜意识下调整自己的肢体行为，出现诸如宽支持面（两足间距大，外八字脚）、蹭步等僵硬的步态，以代偿平衡能力的缺陷。加之视障儿童无法像普通儿童那样通过视觉模仿学习动作，或者通过视觉信息来矫正不良的身体姿态和动作，导致一些不良的行走动作难以及时矫正。此外，视觉缺陷所导致的空间知觉问题也影响视障儿童对肢体空间位置的调整，进而影响平衡能力的发展。

第三节　定向行走技能对学龄前视障儿童发展的意义

定向行走技能对于学龄前视障儿童来说是极其重要的课程领域。因为定向行走技能几乎与学龄前儿童课程的任何领域都有紧密的联系，很多学者都倡导定向行走相关知识和技能应该融入所有视障儿童的学龄前教育课程内容当中，如概念发展、认知发展、动作发展、自助技能、语言、社会性，以及人格发展等，都基于儿童对自身与自身所处环境之间关系的理解。这足见其对儿童发展的重要意义，具体体现在以下几个方面：

- 认知
- ·认知能力随着儿童与环境的互动和空间概念的发展而发展。
- ·为了培养良好的问题解决和决策等认知能力，儿童需要具体的环境经验。
- 自助
- ·刷牙等活动涉及多种技能。
- ·打扫房间有助于培养规划和组织能力。
- 社会性
- ·有目的地使用身体部位在发展非语言交流中很重要。
- ·姿势、目光交流、面部表情因缺乏视觉模仿而变得困难，但可以在定向行走教学课程的求助技能中进行针对性教学。
- ·定向行走教师的社会交往技能教学更多地侧重儿童在行动过程中更

好地运用社交技能求助，在行动过程中应对必要的社会交往场景。

·视障教育教师也教社交技能，但更侧重的是与同伴、家人等的交往。

·在学龄前阶段开始对儿童进行认识身体部位的教学，在此期间融入非言语社交技能的教学。对各个年龄阶段的学生也有此教学内容，例如，如何学会挥手跟人打招呼。

● 语言

·缺乏对具体概念的视觉经验，导致言语发展受阻，而语言问题限制了视障儿童对从中派生和关联词语的含义的理解，如环境中的不同概念词语。

·定向行走课程可以促进学龄前视障儿童经验式语言的发展，例如使用定向行走时的"环境"作为经验式语言的教学课堂。

● 情绪情感

·在各种环境中安全、高效、独立行动的能力可以有效增强自尊和自信。

·成功的定向行走能力有利于提升家庭、同龄人和其他人对视障儿童的积极态度。

一、有利于儿童的认知发展

心理学家皮亚杰将儿童的认知发展划分为不同的阶段，学龄前儿童处于感知—运动阶段，即感觉和运动水平在一定程度上反映了其认知发育水平。认知水平是儿童智力发育水平的体现，智力发育水平的一个重要指标是抽象思维能力，而抽象思维的基础则是概念水平。可以说，概念发展是儿童重要的认知领域，是其他认知活动的基础，而定向能力与儿童概念发展水平息息相关。

定向技能的培养，可以及早帮助儿童形成客体永久性的概念。客体永久性（object permanence）是指儿童理解了物体是作为独立实体而存在的，即使个体不能知觉到物体的存在，它们仍然是存在的。它是儿童认知领域的一个重要概念，也是儿童认知发展的一个重要里程碑。普通儿童一般在2岁以前就可以形成客体永久性概念。而视障儿童由于缺乏视觉线索，大多难以注意或主动寻找在他眼前或从他所及之处消失的物品，如果家长没有有意识地引导，他们会认为该物体已经不存在了。因此，研究发现大多视障儿童在3~5岁时才能理解客体永久性这个概念。可见，家长或成人在视障儿童发展早期需要有意识地开展定向技能的培养，鼓励和引导儿童去寻找从眼前或身边消失的物体，可以帮助儿童尽早形成客体永久性的概念。

定向技能的培养，可以促进儿童空间概念（空间知觉）的发展。空间概念的形成涉及儿童对自己身体部位的认识、对自己与客体位置关系的认识、对自己与所处环境位置关系的认识等等，而这些认识都与身体概念、物体概念、方位概念、距离概念、环境概念等息息相关。对学龄前视障儿童早期定向技能的培养，可以帮助其不断认识新的事物及名词，尽早习得位置、地点、方向和距离、环境物体等概念，扩展儿童对于自身周围世界的理解和认识。

值得强调的是，空间知觉的建立虽然首先有赖于视觉，但是其他非视觉感官通道的参与也可以帮助儿童建立空间知觉，特别是在运动过程中形成的本体感觉和运动觉对于空间知觉的形成非常有利。研究发现，早期运动经历能够弥补视觉障碍带来的损失，视障婴幼儿早期的非视觉空间感知经历能够帮助其成年后塑造正常的空间加工机制[1]。因此，通过早期定向行走训练给予儿童更多的身体运动机会，更多地通过运动觉和本体感觉去感知环境的机会，可以大大促进其空间知觉的发展。

二、有利于儿童身体机能和运动技能的发展

定向行走训练有利于提升儿童的行动能力。在定向行走训练过程中，一方面可以为儿童创造更多接触和探索环境的机会，帮助儿童建立对环境的意识，增强探索环境的兴趣；另一方面则可以增加儿童的活动量，增强其身体技能。在儿童掌握了一定的定向行走技能后，会更加愿意主动去探索周围环境。在探索环境过程中，从婴儿时期的滚、爬、坐，到逐渐站立、支撑行走直至独立行走，这些活动都将进一步促进儿童的大肌肉运动的发展。

定向行走技能的培养，还可以有效减少儿童的刻板行为。部分视障儿童常常存在一些身体动作上的刻板行为，如按压眼睛、手在眼前不停晃动、低头和晃头、身体前后摇晃等。研究认为，一些视障儿童之所以出现刻板行为，与其身体刺激过量或过少有关。当儿童处于过度刺激状态，刻板行为可以减少机体的紧张状态；反之，当儿童处于刺激不够的状态时，往往会通过一些身体行为来唤醒或提高机体的活动水平。因此，刻板行为

---

① Fiehler K, Rosler F. Plasticity of multisensory dorsal stream functions: evidence from cogenitially blind and sighted adults. Restor Neurol Neurosci, 2010, 28: 193－205.

又被称作"自我刺激行为"。而视障儿童机体刺激过多或过少，大多是因为视觉缺陷限制其活动机会，增加其心理的紧张感和焦虑而产生的结果。因此，定向行走训练可以让儿童了解周围的世界，逐步减少过量的、负向的刺激，从而降低焦虑、建立安全感；同时也增加身体活动量，让他们有事可做，获得足够的、正向的身体刺激，进而减少自我刺激行为，减少无意义的刻板行为。

三、有利于儿童的语言发展

语言是抽象符号，相对于实实在在的、具体的形象、事物（第一信号系统）而言，语言被视为人类的"第二信号系统"。视障儿童如果没有对具体形象、事物的实际接触经验及他人的讲解，就很难形成或理解物体的名称，形成对应的语词，进而影响词汇的积累。定向行走技能的训练势必会增加训练者（家人与其他成人）与儿童之间的言语沟通。在此过程中，训练者可以通过传授、谈话、问答等多种言语沟通方式，引导视障儿童多仿说、多提问，以拓展其词汇、发展其语言能力。特别是在一些更高级的、更复杂的抽象语词的掌握方面，视障儿童由于缺乏形象经验和形象思维，其抽象语词（抽象概念和抽象思维）的发展面临更大的困难。定向行走技能的培养可以帮助儿童在积极主动地探索环境过程中增加和积累更多的实践经验，促进其形象思维的发展，逐渐帮助其将大量分散的、具体的形象经验与抽象的语词概念建立连接，进而促进其语言发展。

四、有利于儿童社会性的发展

社会性是人的根本属性。社交技能水平直接反映个体的社会性，是个人生存的重要本领。社交技能是指个体经过学习获得的、在特定社会情境中有效而适当地与他人进行交往的活动方式。良好的社会交往技能能够让儿童与他人交流时更为有效，增强儿童在社会交往中的能力和自信。视障儿童的社会交往机会和范围由于视觉缺陷而受限；而独立行走能力不足则会进一步限制其社会交往机会和范围，导致视障儿童难以与同伴维持正常的友谊关系，较少获得社会支持，容易产生自我封闭、沮丧悲观等情绪。

及早对视障儿童开展定向行走技能的培养，是增加视障儿童社会交往范围和交往机会的最有效途径。通过学习定向行走技能，儿童有更多的机会和不同的人进行交流，从而了解不同的人的情感态度、交流方式，学到更多的社交技巧，为更好地参与幼儿园或学校的集体生活打下基础。定向行走技能的培养可以帮助视障儿童逐步建立对环境的掌控感，增强儿童的自信心和独立性，能够更加自如、自信地应对周围的环境，进而愿意更加主动、积极地走出家门，走进社区，了解外部世界。此外，独立定向行走技能还能够使视障儿童发展出积极的自我概念，增强自我决定意识，提升自我效能感。视障儿童独立性的提升还能有效增强亲子间的情感联结、改善亲子关系，而良好的家庭亲子关系可以反过来进一步促进儿童的社会性，发展出独立、健全的人格。

第四节　学龄前视障儿童定向行走训练的主要内容

学龄前视障儿童的定向行走训练有其特殊性，同时对儿童之后的定向行走技能水平有着重要的影响。学龄前视障儿童定向行走技能的发展与学龄后视障儿童或视障成人的定向行走课程有很大区别。学龄视障儿童或视障成人的定向行走课程可能直接就是独立持杖行走或发展其他特定的旅行技能。而学龄前视障儿童的定向行走课程的内容却同时与其所需其他课程领域内容及其干预策略紧密相关[①]。因此，定向行走教师应为学龄前视障儿童提供从概念基础到独立行走实操技能的一整套综合的教学计划。一般来说，学龄前视障儿童定向行走技能训练主要包括以下几个方面（表1-1）：

- 动作技能（粗大和精细动作）发展
- 概念发展（空间概念和环境中的概念）
- 环境意识
- 社区意识
- 前定向技能
- 剩余视力在内的感官技能发展
- 身体意象[②]（body image）
- 建立与保持"对齐"的方法（沿物、转直角等）
- 系统的搜寻模式
- 度量（时间、距离、尺寸等）

---

① Hill E W, Rosen S, Correa V, et al. Preschool orientation and mobility: An expanded definition. Education of the Visually Handicapped, 1984, 16: 58-72.

② 关于身体意象的内容将在后面章节中介绍。

·导航和行走技能(如使用地标、转弯、请求帮助、固定/常规路线中行走等)

● 前移动技能

·导盲随行技能

·上下身保护技能

·室内外持杖行走技能

此外,也有研究者将学龄前视障儿童定向行走技能的重点内容划分为概念、感知觉、定向技能、移动技能、环境和社区意识、求助技能、安全、辅助技术等领域。

表1-1　学龄前视障儿童定向行走课程的内容领域及示例①

课程内容领域	所涉及的重点内容举例
概念发展	掌握身体部位的名称 掌握环境中区域或物体的名称,如住宅、社区、公园、商店等
感知觉技能	听觉 　声音意识/听觉注意 　识别环境中常见声音 　声音定位 视觉 　视觉的使用(形状、大小、颜色) 　利用视觉定位地标 触觉 　对室内外物体纹理和触感的经验积累和辨识
移动技能	调适抓握动作后的人导法 沿物行走 上身保护法 下身保护法 使用适当的术语 *使用适应性移动设备(AMD),如前盲杖(precane)与普通盲杖(long cane)使用技巧*

---

① Koenig A J, Holbrook M C. Foundations of education (2nd edition, Volume II): Instructional strategies for teaching children and youths with visual impairments. AFB, 2000: 532-534.

续表

课程内容领域	所涉及的重点内容举例
定向系统	熟悉家庭环境和幼儿园/日托机构的环境： 　　能够识别并使用家中或幼儿园特定的地标 　　能够识别并使用家中或幼儿园的线索，如声音、气味等 认识天气（晴天、风、雨、雪、冰雹） ***在户外行走时能将太阳和风作为线索*** ***能使用户外的地标定向*** ***基本的地图概念***
请求援助	日常问答对话练习 　　成人示范常用问答语言，如："你怎么去幼儿园?""我乘公交车去。""你坐过出租车吗?""是的。" 　　如有需要，在成人指导下作答
使用社区资源和公共交通工具	与儿童讨论各种交通方式（如家庭汽车、公共汽车、飞机、火车、地铁、小艇、轮船等） 帮助儿童熟悉自己常用的交通方式（如每天跟家长去幼儿园乘坐哪一路公共汽车?） 与儿童讨论，并尽可能让其体验建筑物内的多种移动设施（如直梯、扶梯、楼梯、机场的自动人行道扶梯等）
安全问题	保持直立的姿势 知道安全活动和危险活动的区别（如在家里或院子里玩耍是安全的；在街上玩耍是危险的） 知道一般的安全规则 理解"陌生人"的概念 知道恰当触摸和不恰当触摸的区别
辅助技术	使用财物的基本技能 合适的穿着（如根据天气情况增减衣物） 低视力设备 ***适应性移动设备AMD，盲杖使用技能***

【请注意】上表中斜体加粗字体标记的内容需要专业的定向行走教师开展教学。

　　不论怎样划分，学龄前视障儿童定向行走课程实际上所涵盖的内容是一致的。在实际训练当中，各个方面的内容也不可能一一割裂开来，而是需要配合起来进行。如在前定向技能领域中，往往涉及概念、感知觉、环境社区意识、求助等的教学；在前移动技能训练中，也离不开感知觉、辅助技术、社区意识、求助等内容。值得强调的是，学龄前视障儿童上述技能的发展都离不开学龄前视障儿童定向行走教师与视障儿童家庭和学校、幼儿园相关人员的协作。

因此，本书仍以"定向（概念发展）""定向（感官技能）""行走（运动能力）""前定向行走技术""辅助技术""环境、社区和安全意识"为主题，将八个领域的内容分别融入其中进行讲解。

第五节　识别学龄前视障儿童定向行走
技能的发展需求

一、识别儿童的发展需求

对学龄前视障儿童定向行走需求的评估应始于对儿童及其家庭的评估。初始的信息都来自对家长的访谈，直接在自然环境中对儿童的行为进行观察，以及与儿童进行互动。对儿童的评估与后续的评估报告至少应包括基本的背景信息、临床意见、评估结果的总结和建议四个部分。

背景信息应包括特殊的相关信息，例如儿童当前是否定期服药、医院诊断结果、是否接受其他教育或康复治疗服务。

临床意见部分包括评估的内容、采用的评估技术和评估工具是什么、儿童的特定行为表现记录（如儿童在评估过程中的感受或行为反应），以及评估时的环境条件等。

评估结果的总结部分应清楚地记录，并且能让家长和其他相关人员看得明白。评估结果不应忽视儿童的功能性视力状况。

建议部分即列出是否还需要进一步测试评估、应为孩子提供哪些方面的相应服务等。

评估的内容除了特定的定向行走技能外，还应包括以下关于儿童整体发展的信息：

●感官技能。包括了解儿童的功能性视力、听觉、触觉发展水平，这有助于判断环境中的照明、噪声等是否对其定向行走有影响，儿童是否需要特殊的设备，应该采取哪种教学风格（如对听觉学习偏好的儿童更多地采用声音提示的教学；对触觉学习偏好的儿童则更多提供触摸体验的教学材料）更为合适。

● 认知发展水平。理解儿童如何加工处理环境信息及其解决问题的能力水平非常重要。儿童认知发展水平还反映在其身体意象、时间和空间概念、物体间关系概念等。可以说认知发展水平是儿童定向能力发展的基础。

● 精细动作能力。儿童手部抓握方式和上肢力量是其掌握行走保护技巧、沿物行走、持杖行走等技巧的基础。

● 粗大动作能力。儿童在不同阶段的粗大动作发展里程碑，如翻身、爬行、站立等。评估除了要了解其是否顺利达到此里程碑，还需要分析其完成此动作的质量如何。因为这关系到儿童平衡能力的发展和良好步态的形成。

● 接受性语言和沟通交流能力。除了触觉和听觉学习以外，我们常常通过语言讲解来帮助儿童认识事物和环境。评估儿童的接受性语言能力（即语言理解能力）和沟通交流的能力，有助于提示教师和家长在教给儿童知识时应时刻考虑儿童是否理解语言的意思，采用便于其理解接受的语言。

● 自助能力。学龄前视障儿童在日常生活活动中应在成人的帮助下形成一日常规，并且在每日常规活动中知道自己该做什么，应该怎么做，逐渐培养起自助能力。例如，午饭时间知道洗手后自己坐到自己的餐椅上。

● 社交情感发展。社交情境是儿童行走、活动的重要动力源。评估时要观察儿童是否能对成人的赞许做出反应、能在同伴互动中强化其行为，了解这些信息有助于为儿童制订适合的干预计划，并选择适合的教学方法（如儿童非常渴望成人的赞赏，则多采取肯定的鼓励性教学语言）。

二、定向行走教师的角色与职责

面对学龄前视障儿童，定向行走教师需承担许多相应的职责。很多发达国家的定向行走训练师需要获得专门定向行走专业大学学历和相应的实习证明。例如，在美国和加拿大，定向行走从业人员必须经过"视觉康复和教育专业认证学院"（Academy for Certification of Vision Rehabilitation & Education Professionals，ACVREP）从业资格认证，获得定向行走训练师专业认证（Certified Orientation Mobility Specialists，COMS）[①]。ACVREP 成立

---

① 张悦歆，Sandy R，肖书恒. 定向行走师资培养的国际经验及对我国的启示. 中国特殊教育，2019，11：51-56.

于 2000 年，其理念是所有盲和低视力人士都应该享有高质量的专业服务，而其使命则是通过提高相关康复人员的专业能力来达成上述目标。

在我国，由于视障儿童早期干预服务还刚刚起步，因此还没有专门的学龄前视障儿童定向行走训练师。但是这并不意味着我们可以无所作为！视障儿童幼儿园或早期干预中心的视障教育教师作为目前该领域相对最为专业的人员，应该主动担负相应的责任，并积极找寻和争取相应的资源支持，共同为学龄前视障儿童提供早期干预服务。

台湾地区有学者指出，定向行走教师应具备 14 项专业角色与职责：①根据视障儿童的能力与需求，帮助其掌握定向行走的知识与技能，以为其达成独立行动能力这一最高目标；②协助视障儿童熟练运用定向行走技能，安全且自信地在熟悉和陌生环境中独立行走；③为视障儿童监护人、普通教师、特教教师及其他相关人员提供咨询和实际支持；④定期与相关人员会晤，为视障学生改进教室与居家环境，并确保视障学生能够使用适宜的定向行走技能在不同环境中独立行走；⑤对视障学生实施功能性视力评估，借此了解视障学生在不同的环境中使用视觉进行学习与行动的状况；⑥针对视障学生短期和长期需求来做定向行走需求评估；⑦应在定向行走需求评估报告中记录视障学生的需求及其目前行动能力的优势，并应说明所需训练的时间长短及频率；⑧应提供连续且有意义的定向行走训练，以符合学生的需求及个别化教育计划中的短期和长期目标；⑨教导学生使用触摸地图、地图模型、望远镜、盲杖等辅助设备；⑩应利用实际的生活与学习环境协助学生熟练使用定向行走技能；⑪训练过程中，在学生尽可能独立行走过程中确保其人身安全；⑫应定期且持续评估视障学生定向行走学习的进展，并记录其进步情况；⑬与监护人讨论视障学生定向行走学习遭遇的挑战及所需的支持；⑭应利用机会与监护人、普教教师、特教教师、学校行政人员、同伴等讨论该视障学生的定向行走需求，以协助其在安全范围内培养最高的独立行走能力①。

上述 14 项专业角色与职能对于学龄前视障儿童的定向行走教师而言需要有一定的调适。例如第 2 项，学龄前视障儿童尚无法"熟练掌握运用定向行走技能，安全且自信地在熟悉和陌生环境中独立行走"，但定向行走教师可培养学龄前视障儿童自信且安全地在熟悉的小环境中独立行走的能力。总的来说，定向行走教师（即我国承担相应工作的专业人员，包括其他视障教

---

① 黄国晏．视觉障碍导论．台湾：五南图书出版社，2020：200-201.

育教师)在面对学龄前视障儿童的定向行走指导时，应肩负以下责任：

（一）团队合作，主动寻找并利用团队资源

作为视障儿童早期教育干预团队中的重要一员，需与团队中其他重要成员，如家长、医生、治疗师、视障教育教师等加强协作，参与对儿童的评估与教育全过程。

例如定向行走教师可以从眼科医生那里得到关于儿童剩余视力、功能性视力的情况，由此判断是否可以充分地利用儿童的剩余视力来帮助其寻找环境线索，还是更应该加强对其听觉功能的训练来辨别环境线索。定向行走教师也可以从物理治疗师那里得知儿童是否存在运动功能发育的迟缓，由此评估其当前的运动功能水平是否会影响其某项行走技能的习得。

（二）开展评估

与团队成员一起开展评估，同时对定向行走相关的内容进行专门评估。明确地记录评估结果，以便为制订干预目标提供基础。

对于学龄前视障儿童的评估，除了需要充分观察儿童的自然行为表现以外，定向行走教师往往需要通过与儿童的互动游戏来评估儿童是否具备一定的方位概念。例如在游戏中对儿童说："将你的小汽车放到……的前面/后面/左边/右边/上面/下面。"如果在多次这样的游戏回合中儿童都能理解指令并正确放置，那么就需要在评估表中详细记录。如果使用了某个量表进行评估，则需要在评估项目后详细记录完成率/正确率。

定向行走教师还要对儿童日常活动、行走环境中潜在的不安全因素进行评估，并且提出可行的调整措施。同时要时常鼓励家长允许他们的孩子在家中、社区中尽情地探索环境。

（三）为儿童制订与其发展需要相适应的教育干预目标和计划并实施

由于学龄前视障儿童定向行走能力受到儿童整体身心发展水平的影响，因此应在充分分析评估结果基础上，与团队成员一起为儿童制订个别化干预计划。但是定向行走教师应该清楚地知道，儿童每个阶段的哪些技能发展水平与其未来的定向行走技能培养目标紧密相关，应重点关注影响定向行走技能的所有领域。例如听觉定位技巧将影响其是否能在实际的行走过程中通过车辆行驶方向来定位。

同时，定向行走教师应该参与实施干预计划，为视障儿童及其家庭设计并实施相关的教育活动。这些教育活动应该与儿童早期教育干预计划的其他活动紧密相关。例如，当培养孩子独立上厕所时，应该同时训练他独自找到家里或教室里的卫生间的能力。

参与对个别化教育干预计划实施成效的评估、评价与报告。

（四）技能训练

在与儿童发展水平和发展需求相适应的阶段，给予定向行走技能的训练。如随行技能、独行自我保护技能，以及使用 AMD 或盲杖独立行走的技能等。

（五）对家长和其他教育者的咨询与培训

为家长、其他教师和相关人员提供与儿童定向行走技能相关的咨询与培训。促进相关人员建立对视障幼儿独立行走、持杖行走等的积极态度。

第六节　学龄前视障儿童定向行走训练的基本原则

一、家长应正视儿童视力问题，树立积极的态度

要想提升学龄前视障儿童的前定向行走技能，父母首先需要正视其必要性。有的家长认为孩子还小，没有必要进行定向行走训练，长大后再学习也不晚，这导致儿童错过了许多关键技能学习的关键期；有的家长认为让孩子自己到处走太危险，而对其过度保护，实则使儿童活动范围受限，限制了其发展的机会；有的家长则认为让孩子出门到处走，磕磕绊绊不好看，别人一定会指指点点……这些观念实际上反映出家长还未真正接受孩子的视力问题，还未了解和意识到早期干预和前定向行走对于视障儿童发展的重要影响。父母是儿童的第一任教师，父母不仅需要有积极的态度，还需要接受定向行走的培训，掌握相关的知识和技能。同时，由于视障儿童的定向行走训练是一个长期的、综合性的能力提升过程，因此家长要做好打"持久战"的心理准备。大量事实证明，那些在家庭和父母的共同努力下得到早期干预训练的孩子，未来在独立性、自信心、运动能力、认知、社交等各个领域的发展状况更为乐观。

二、及早介入前定向行走训练

早期干预已经被证明是开发儿童潜能、最大限度地减少身心缺陷带来的困难和障碍的重要途径。对视障儿童前定向行走技能的训练也应该及早

介入。孩子越早接触定向行走的训练、了解基本的技巧、认识盲杖，就会以一种更为自然的方式认可自己并且可以独立行走，更加习惯使用盲杖，养成主动探索环境的习惯。

三、在真实情境中进行训练

学龄前儿童还处于形象思维发展的阶段，其认知的发展需要建立在大量具象、真实的信息基础之上。因此在其家庭环境、社区环境、幼儿园环境中开展定向行走训练非常重要。要充分利用日常生活场景，将儿童日常生活需求与训练紧密结合起来进行随机训练，使孩子掌握关于日常生活事物与环境的概念，掌握关键技巧。但同时也要注意，低龄视障儿童学习定向行走知识和技能的情景一开始也不宜过于复杂，成人在指导儿童学习某一项技能时，应该首先选择相对简单、常见的环境，让儿童熟悉了该技巧后，再延伸到其他类似可以使用该技巧的情景中，才能让低龄儿童更容易理解该技巧适合于在什么情况下使用。当儿童掌握了基本技巧后，在保证安全的前提下也可以在室外环境中开展适时的训练，鼓励他（她）在社区内较为陌生的环境中独立行走，探索以前没有到过或摸过的地方，比如小区内游乐设施、公园等。

四、以游戏形式开展训练活动，提高趣味性

游戏因其独特的趣味性，成为学龄前儿童活动的主要形式和认知学习的最佳途径。因此，定向行走训练也应多以游戏活动的形式开展，避免单纯反复训练的枯燥。家长和训练者要根据具体训练任务来确定或开发适合儿童的游戏形式，以儿童身心发展水平为依据，确定游戏难度。

例如，在帮助儿童熟悉家庭环境布局时，可以开展"拼地图游戏"。家长和孩子一起完成，使用一些不同形状的积木，分别代表家中不同的房间和主要的家具，家长和孩子在桌上根据实际分布情况摆放积木，在游戏过程中帮助孩子熟悉家庭环境的同时逐步建立心理地图，提升孩子的空间定向能力。如果孩子的能力较强，还可以采用与家长比赛的形式，改变游戏的条件（如要求根据房间、物品大小相应选择不同大小的积木，摆出小区或幼儿园的地图等）增加游戏的难度。

根据游戏的类型，家长和教师在与孩子游戏互动时，可以参考以下一些策略（表 1 - 2）：

表 1 - 2   游戏类型和培养视障儿童游戏行为的策略①

游戏类型	定义	策略
1. 单人游戏	一个孩子独自玩耍	(1)给孩子玩的时间(至少 30 分钟)。 (2)口头上强化孩子的活动。 (3)鼓励孩子想象。 (4)听从孩子的想法,不要总是插入成人的想法而打断孩子的游戏。 (5)选择不同尺寸兼具触觉和听觉特性的玩具。 (6)提供一个足够大且舒适的区域以促进孩子的主动运动
2. 平行游戏	一个孩子在另一个孩子附近玩耍,但不是和这个孩子一起玩	(1)将孩子放在其他正在玩耍的孩子旁边。 (2)向孩子描述这个区域,以及其他孩子正在做什么。 (3)给孩子玩的时间(至少 30 分钟)
3. 功能性操作游戏	孩子用恰当的方式玩玩具(如用空茶杯喝茶)	(1)给孩子提供有形的、具体的物件当玩具。 (2)尽量多地用儿童在日常生活活动中使用的实物当玩具(如饭勺、水杯)。 (3)当孩子在进行日常生活活动时,让他或她去探索物体,成人同时用语言描述正在发生的事情
4. 象征游戏(假想游戏/伪装游戏)	两个或两个以上孩子一起游戏,假装一个物体是另一个物体(如桌子上面盖一条毯子当作池塘)	(1)给视障孩子示范,帮助其模仿动作。 (2)强化、提出建议,并再次示范。例如给孩子一只玩具狗,假装它是一只导盲犬,给孩子讲解和示范如何给它套上牵引带。鼓励孩子模仿并轮流进行游戏,然后帮助孩子进入小组游戏。 (3)从一个玩伴开始,再逐渐增加更多的玩伴。 (4)尝试教孩子用身体各部位模仿玩具的运动(如:玩玩具秋千时摆动手臂,玩玩具车时假装用双手握住方向盘左右摆动)

---

① Rettig M. The play of young children with visual impairments: Characteristics and interventions. Journal of Visual Impairment & Blindness, 1994, 88: 410.

续表

游戏类型	定义	策略
5. 表演游戏	一个孩子扮演另一个角色（如假装成医生）	（1）提供一个孩子们熟悉的游戏主题（如看病）。 （2）提供道具（如医生诊疗箱玩具）、时间和空间。 （3）鼓励孩子们互动，口头强化孩子们的口语互动
6. 合作游戏	孩子们参与有组织的游戏	（1）阅读不同类型游戏的书籍（如盲人门球）。 （2）提供玩游戏的材料（如盲人门球和眼罩）、时间和空间。 （3）解释游戏规则。 （4）教孩子玩这个游戏所需要掌握的动作要领（接球、跑步和声音定位，以识别球在哪里滚动或向哪里投掷）。 （5）鼓励视障孩子与普通孩子一起玩这个游戏

五、训练活动中注重发挥多感官潜能

掌握定向行走技能离不开充分辨识各种环境线索，包括视觉线索、听觉线索、触觉线索、嗅觉线索、本体觉线索等等。所以家长和训练者要注意充分培养和发挥孩子的剩余视觉、听觉、触觉、嗅觉等功能，帮助孩子尽可能多地利用多种感官获取环境中的信息。

六、遵循最少辅助原则的高强度辅助

高强度辅助策略对学龄前视障儿童和视多障儿童而言是非常必要的。对于这些儿童，要提供包括身体和心理等多方面的更多的支持辅助，多鼓励、多帮助、多体验成功，才能激发他们坚持学习的动力。但要注意的是，高强度辅助不是随时随地都提供辅助，而是仍然要遵循最少辅助原则，首先判断什么时候辅助、哪些辅助是必要的，不能儿童一遇到困难就辅助，一定要保证儿童独立尝试的机会。例如学龄前视障儿童初学各项技能时，从最小辅助到较多辅助，首选"手下手（儿童的手放在教师的手上面感受学习教师手部的活动），其次再是"手上手"（教师的手从上面握住儿童的手指导其活动），以及必要时的小步子教学，将某一个动作拆分为无数个步骤要领进行教学。

七、鼓励探索、允许犯错、积极评价

儿童早期对环境的认识和经验主要靠自身与环境中事物的互动获得，而这种互动就是孩子主动探索环境的结果。相比普通儿童来说，视障儿童由于视觉的缺陷，较少受视觉的刺激来激发其探索环境的主动性。因此，家长应尽量提供丰富的视觉、听觉、触觉等刺激，鼓励孩子探索所处的环境。家长在儿童探索环境的过程中，在保证必要的安全前提下，需要避免过度保护和急于求成的心态，给予儿童充分的时间和允许犯错的空间，不论孩子快或慢、对或错，都应该尽量采用鼓励性的正向评价。

第二章 学龄前视障儿童的概念发展

人类在认识过程中，从感性认识上升到理性认识，把所感知的事物的共同本质特点抽象出来，加以概括。这种概括出来的一类事物的共同本质特征即为概念。概念是人脑对客观事物本质的反映，是思维活动的结果和产物，同时又是思维活动借以进行的基本单元。概念的表达是以词来标示和记载的。

第一节　概述

一、学龄前视障儿童概念学习的模式

概念形成是指个体掌握概念的过程，也称概念学习。儿童的概念形成与发展过程是其思维和认知从形象到抽象不断转变的过程，是不断学习和掌握概念的过程。

（一）比较学习

儿童通过接触不同的物体，积累丰富的对物体的形象认识，逐步理解物体有不同的形状、大小、形态、质地；不同的物品功能不同，使用方法也不同；同一类物品也可能有不同的特点。

（二）因果关系的学习

婴幼儿通过学习因果关系使事情发生并逐渐学习如何控制环境。视障婴幼儿也是如此。所不同的是普通婴幼儿可以通过视觉的模仿来学习因果关系，而视障婴幼儿更多地需要成人有意识地引导。当然，偶然事件也可以帮助幼儿习得因果关系。例如在孩子每次哭泣后都能得到父母及时的关注和抚慰，渐渐地，孩子就会习得自己的哭泣与父母的关注之间存在某种联系，即因果关系。再比如当视障婴幼儿某一天玩耍时，小手无意中拍到了身旁的一个玩具鼓，顿时玩具鼓发出了"咚咚咚"悦耳的声音。如果父母

之前从未给孩子演示过这个小鼓会发声、如何发生，那么当孩子无意之中的敲击换来一阵欢快的鼓声后，他们往往会尝试着去寻找发声的物体，并再一次尝试着去摆弄它——或拍、或按、或晃、或咬……直到学会只有用力拍它才会出声。这个过程便是儿童学习因果关系的过程。

（三）手段—目的的关系学习

对手段—目的关系的理解是儿童问题解决能力发展的关键，即找到一种方法来确保获得所需的物品或完成一项任务。例如通过爬行来靠近目标物体，将一个物体挪开以拿到另一个物体。

理解手段—目的的关系还体现在儿童学会运用工具来完成任务。工具本身是与目标无关的物品，但可用于帮助实现目标。例如通过拖动毯子来拿到毯子上的玩具；用铲子把沙子铲进桶里；把椅子移到柜子旁，爬上去然后找到食物等。

对于学龄前视障儿童来说，掌握手段—目的的关系将直接影响其对使用 AMD 和盲杖的态度，让他们及早理解 AMD 和盲杖（手段）可以帮助他们在行走中避免身体直接的碰撞（目的），能够更好地到达他们想去的地方（目的）。

二、概念的不同类型

根据理解的不同层次，概念可以分为三层：

（1）具体的概念。即对物体特性的知识，如大、小、长、短、红色等。

（2）功能性概念。即目的或功能的概念，如吃、喝、抓。

（3）抽象的概念。即对特征和目的的抽象理解，以及将这种理解泛化到其他用途和情况的能力。如食物、服装、形态、天气等。

根据概念指向范畴来划分，儿童概念的形成与发展包括身体（知识、身体—空间关系、功能、运动）和物体概念（形状、特性、功能）、环境概念（角、街道、街区、树木、路沿）、空间关系概念（方位、形态、测量）等。

请注意

空间关系概念的学习通常是与其他几类概念学习同时进行的，也就是说在学习其他概念的过程中，我们往往也在同时学习和建立空间关系概念。

物体概念是儿童认知发展的基础，当然也与其定向行走的技能息息相关，但物体涵盖的面非常广，环境中的任何事物都可看作某一物体，都具

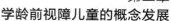

有其特定的形状、特性和功能，因此在此不做过多阐述。但家长和老师应
注意：不厌其烦地为孩子解释他所听到、摸到、踢到甚至看到的任何事物
是他们了解不同物体特性、掌握物体概念的关键！

第二节　身体概念与空间关系概念

身体概念主要是指个体对身体结构及各部位相对位置的认知，在定向
行走领域，也被称为"身体意象"（body image）。长期以来，身体概念被认
为是视障儿童定向行走技能发展的基础。当学龄前儿童了解他们的身体
时，也开始了解他们身体所处的空间和周围的空间。空间关系（spatial rela-
tionship）概念与儿童的身体概念发展紧密相连。儿童的空间关系概念和身
体概念发展水平呈显著相关，两者不能完全分开。

一、身体概念

在 20 世纪 60 年代，儿童心理学家就提出：只有当儿童能够"组织"其
身体内部空间时，外部空间环境才能够影响儿童的发展。可见，儿童对自
己身体意象的形成多么重要！

早期定向行走训练中，身体概念发展的内容主要包括对身体部位、身
体平面、肢体活动、偏侧性（知道自己身体的左、右、侧等），以及方向性
（分辨别人的左、右；分辨环境中物体与自身的相对位置）四个方面的培
养。儿童上述概念的发展虽然具有一定的规律和顺序，但是训练应越早越
好，最好从婴儿期就开始。

儿童身体概念的发展大致会经历以下六个阶段。这六个阶段的发展并
不是相互脱节的。一般来说，儿童在完全掌握一个阶段的能力后再自然发
展到下一个阶段；但也不排除有的儿童还没有完全掌握上一阶段的所有能
力，就开始发展出下一阶段的某些能力。

（一）能意识到自己的身体触碰到某个物体或被触碰，能意识到整
个身体的活动状态

婴儿在出生后的前几个月就开始理解自己的身体被触碰、被抱起来或
被置于别的位置时的感觉。本体觉（即对身体关节位置的敏感性，提供对
自身身体姿势的感知信息）、动觉（即对身体移动和动作的感知）、触觉等
多种信息的输入是帮助视障婴幼儿建立身体意识的最主要的途径。新生儿

抚触、按摩、沐浴等活动是为其提供大量信息输入的最佳方式。

（二）通过身体移动形成对身体各部位的意识

婴儿的很多身体活动，例如盯着自己的小手、双手放在胸前正中拍击、啃自己的小脚丫等，都意味着婴儿对自己的身体开始有了一定的意识。孩子开始理解当活动自己的不同身体部位时，他的身体从头到脚是如何连接在一起的。随着这些动作的不断重复，孩子不断感受着身体部位的变化，开始构建身体躯干近端，主要是四肢所及的范围，而且开始去了解身体周围的直接空间。

（三）辨认身体部位

成人常常在与孩子互动时问一些关于身体部位的问题，如"宝贝，你的手手在哪儿呢？""宝贝，哪儿是你的嘴巴呢？"这种问题可以让孩子在多次问答中通过死记硬背来辨识身体部位。但实际上将对身体部位的辨识训练与儿童感兴趣的活动结合起来效果会更好。

对学龄前儿童来说，开展一些手指游戏和身体游戏最为理想。例如在给孩子洗澡的时候，抓着孩子的手，让孩子给自己洗澡，从头发洗到脚，边洗边用语言告诉孩子身体部位的名称；家长还可以收集或自己创编儿歌来教孩子记住身体部位，边教边融入挠痒痒的小游戏，不仅可以增加孩子洗澡的乐趣，还可以有效减少个别视障孩子对水的恐惧与不适。

抓住儿童每日常规活动进行指导也是不错的方法。比如每天给孩子穿脱衣服时也可以伴随着相应语言进行指导，例如"宝贝的小手手快点放进袖子啦！""宝贝的小脚丫穿上漂亮的鞋子，我们就可以出门啦！""宝贝流鼻涕啦，快用手帕擦一下！"这样结合有意义的实际生活事件来强化孩子对身体部位的辨识，会比简单地说"你的小手在哪儿""摸摸你的小脚丫""指指你的鼻子"等简单的指令更为有效。

（四）辨识身体平面

辨识身体平面包括从顶部到底部、从一侧到另一侧、从前到后等不同角度理解个体身体结构。比较有效的指导方法是通过一些日常活动来进行，例如戴上帽子（顶）、穿上鞋子（底）、戴上两只手套（两侧）、给后背挠痒痒（后）等。

（五）理解身体部位和身体平面与移动之间的关系

在此阶段，孩子完全理解并能想象自己的身体可以分为上和下、左和右、前和后。在此基础上，孩子开始理解尺寸大小和空间，发展出双侧对称、一对或一双的概念，并区分身体的左右、前后与上下。此阶段技能的发展将直接影响到儿童对自身与物体之间的关系、空间关系的理解。

在此阶段，可以开始许多行走技能的训练。例如有的儿童可以开始学习在适当的环境中使用上下身保护法，可以更好地识别环境中的地标或线索。在训练的过程中，语言起着非常重要的作用，在指导儿童学习相应技能时，应该使用明确的、具体的语词。例如要求孩子移动身体做某个动作时，语言应具体，且固定使用相同的语词。

（六）辨识自身与物体、自身与空间之间的关系

在此阶段，儿童开始发展出对因果关系的理解。他们开始尝试主动向环境中熟悉的物品移动。当他们走向喜欢的地方、人或物体的同时，实际上也是在规划一条路线——即使这条路线可能非常短。对于重度视力障碍的儿童来说，他们在此过程中可能需要更多的声音提示或者身体辅助，才能逐渐培养起主动移动的动机和能力。

二、空间关系概念

空间关系概念的形成和发展过程也可以理解为个体对自己身体（各部位）方位、自己身体与周围事物、与所处环境之间的位置关系（可称为"自我参照系统"），以及周围环境中不同事物之间的位置关系（可称为"环境参照系统"）的意识的发展过程。

空间关系概念可以分为距离空间概念（topical space）、映射空间概念（projective space）和几何空间概念（euclidean space）。

距离空间概念即从由近及远的角度理解物体的关系。距离空间概念的发展可以与婴儿身体概念发展初期同时发生。例如婴儿在开始建立"身体地图"（body map）的同时，逐渐形成简单的"近距离空间地图"（a near space map）。

映射空间概念将儿童关于空间的概念从孤立的、自己身体的视角扩展开来。儿童可以将空间概念从"XX 在我的哪个方位"发展为"XX 在 YY 的哪个方位"。

几何空间概念相对更为复杂。它包括诸如距离和时间的概念。婴儿阶段一般不太需要这一空间概念。只有当儿童稍大后，或者是活动能力更强以后，距离和时间概念才越来越重要。例如一个学龄前视障幼儿已经可以估计大致的时间，课间在楼道玩耍后，知道差不多是时候该找到楼梯口上楼回教室了。

儿童空间关系概念的发展一般遵循以下的发展规律和顺序：

（一）了解身体部位的空间关系（与身体概念发展的第一阶段同步）

在此阶段，婴儿已经开始对身体触碰或被触碰、身体移动等有了意识，但是还不能清楚地区分身体的哪一部分被触碰或移动。

（二）了解身体临近的空间（与身体概念发展的第二阶段同步）

孩子开始搜索身体临近空间的物体，先是那些触碰到自己身体的物体，再是那些自己的身体能够到的物体。在此阶段，充分利用限定的空间（a defined space）对于视障儿童非常重要，因为限定的空间可以帮助儿童对自己身体有关的空间范围进行探索，了解自己在一个特定环境中处于什么位置（图2－1）。在这个限定的空间内，家长可以放置不同的物体供孩子探索。在此阶段之初，应尽量保证物体位置的相对稳定，例如每次都放置在孩子的面前、饭桌上、婴儿床边；儿童在此阶段的能力发展到一定水平后，可以随机放置这些物品，以供儿童去发现和探索。

值得注意的是，日常活动中孩子经常接触到的物体和自然的学习机会有助于儿童预测和参与日常活动。例如当家长将孩子放到小餐椅中时，孩子就知道吃饭的时间到了。

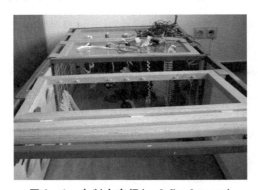

图2－1　自制小空间（a defined space）

（三）了解身体远端的空间

在此阶段，儿童能够理解熟悉环境中的声音线索，能够辨认熟悉环境中的某些标记，并且有意识地向目标移动，例如翻身转向正在说话的父母。儿童应该已具备向声音线索移动的经历。家长应及时关注孩子对声音线索的反应。如果孩子听到家里洗衣机的声音，并且表现出好奇和兴趣，家长应立即带他去寻找这个声音。在寻找的过程中，一是锻炼孩子对声源方向的感知；二是能逐渐了解洗衣机在家里的摆放位置，与其他房间和物品的空间关系等。

（四）了解近距离范围中物体与物体之间的关系

儿童形成的物体概念不仅是理解一个物体是什么，还要理解它的功能和意义。这种物体-物体关系的概念是在儿童玩玩具的过程中、日常生活活动中逐渐形成的。在此阶段，儿童将学会使用不同功能的物体和玩具，开始一次性同时使用多个物体。例如玩带有盖子的玩具，或需要用小棍敲击的玩具鼓；吃饭时将食物放进自己的小碗里；爬上小凳子去拿架子上的饼干，等等。

总之，当发现儿童将多种物体同时使用时，标志着孩子开始掌握物体-物体空间关系的概念。因此，家长也应有意识地为孩子同时提供两种或多种物体，帮助儿童逐步建立物体-物体之间空间关系的概念。

（五）了解身体与物体之间的关系

在此阶段儿童将不断扩展和丰富他的空间概念，并学习介词的概念。儿童自我与客体之间的方位和空间关系概念的建立也是在日常生活活动与游戏中习得的。例如玩一些身体活动的游戏；移动中遇到障碍物时学习如何绕过障碍物；在小区玩耍时使用小推车或盲杖；使用更复杂的搜索模式；能够在常规路线中行走（如找到自己的玩具柜取放玩具）；能使用沿物行走的技巧从楼道一端走到另一端，等等。

值得注意的是，儿童在归置得很好的空间中能更好地探索环境，进而更快地理解身体与物体、身体与环境的相对位置。

（六）了解不同尺寸大小与形状的关系

此阶段儿童喜欢玩一些不同尺寸大小和形状积木的匹配游戏，同时开始逐渐对序列、排序的概念产生意识。与儿童玩身体游戏时可以加入变小、变高、变宽等指令，以便帮助儿童形成对不同尺寸概念的理解。

需要注意的是，视觉的优越性让普通儿童可以同时感知多个物体、感知不同物体的特性、感知四肢无法触及之处的环境特征等，这让普通儿童理解和形成尺寸大小与形状的概念变得容易很多（图2-2，2-3）。但学龄前视障儿童全部或部分丧失了视觉的优势，因此他们无法迅速感知并比较多个物体的特性，而是多依靠触觉和不同程度的剩余视力——辨识。很显然其速度难以赶超普通儿童，但通过不断的触觉经验的积累，视障儿童也完全可以形成对尺寸大小与形状的概念。

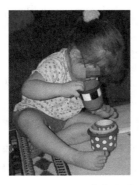

图 2 – 2　理解物体与物体
之间的关系

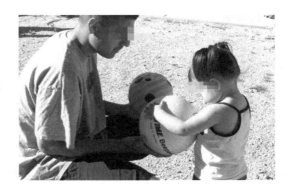

图 2 – 3　理解物体大小、形状

（七）了解局部 – 整体之间的关系

拼图游戏是一种帮助儿童形成局部 – 整体关系概念的有效方法。家长可以在日常与孩子互动的过程中有意识地让孩子先了解物体的一个部分，例如瓶盖、玩具大象的长鼻子、家中不同的房间或厨房的灶台等，孩子通过熟悉这些物体的部分来认识物体整体由哪些部分组成，并逐渐地形成部分 – 整体的概念。在带孩子外出时，如果要让孩子记住日常行走路线中的地标，也可先让他触摸地标的局部来辨别。例如楼里的电梯可作为行走路线中的地标，孩子不太可能触摸到电梯的整体，但是通过触摸到电梯门框或墙上的触控板按键，孩子也可知道这就是自己家楼里天天乘坐的电梯。

由于儿童个体身体概念形成和发展的差异，儿童空间关系概念发展的七个阶段有时也不是严格地按照上述顺序依次发生。一旦儿童经历了前两个阶段的发展以后，后面几个阶段的发展不一定都是线性的，儿童可能在日常生活活动和游戏中偶然习得这几个阶段的一些能力。

第三节　环境概念

环境概念更准确地说是对环境的意识或认识，实际上包括形成对环境中不同事物和物体的概念。前面我们讲到，要不断地鼓励视障儿童去探索环境、与环境产生互动。这种探索可以是成人事先计划好的、结构化的探索任务，也可以是孩子无目的的、非结构化的随机活动。但不论哪种形式，都可以让孩子逐渐地发展其环境意识。对环境产生意识，是视障婴幼儿有兴趣移动自己身体的第一步，也是关键的一步。环境意识也是帮助视障儿童理解其身处的世界对于自身意义的关键。因为对于视障婴幼儿，特别是先天性全盲的婴幼儿，如果不与环境互动，那么周遭世界的事物对于他们来说就是无意义的。

因此，家长和老师都应为孩子提供丰富的机会去探索和尝试，增加其对家庭环境、幼儿园环境和社区环境的意识，然后逐渐发展起环境概念。

本节主要论述学龄前视障儿童经常接触的三种环境，并举例说明如何帮助学龄前视障儿童建立相应的环境概念。关于环境意识、社区意识等的培养还将在第七章第一节中详细论及。

一、家庭环境中的概念

学龄前视障儿童，特别是婴幼儿的绝大部分时间都是在家中度过的。因此家庭环境是第一个为儿童提供大量机会建立环境概念的场所。

家庭成员在日常生活活动中有大量机会教给孩子关于身体的概念，方位的概念、功能性的概念等，这些概念都是孩子建立环境意识的基础。例如，当家人教给视障孩子冰箱左侧放着一个小盆，这个小盆是给家里养的小狗喂食的盆，这个小盆是不能拿手去碰的。当孩子完全理解后，他很快便知道以后在家里走的时候应该避开冰箱旁边的这个小盆。在这个例子中，涉及多种概念，一是物体概念，即冰箱、小盆、狗粮；二是方位概念，即左边（这里指儿童面向冰箱时，冰箱的左边）；三是功能性概念，即这个小盆可以盛狗粮，并且狗粮是给狗吃的，"我"的手不能碰。这一系列概念的相互关系有助于儿童在脑海里构建相应的场景，进而帮助其发展对自身和环境事物之间联系的理解。

请注意

家长虽然要鼓励孩子尽可能地去探索家庭环境，但是对于视障幼儿来说，光是放手让其随意摸索是不够的。家长应适时地引导孩子系统性地去探索环境，才能使其将碎片化的环境认知整合起来，使环境事物对于儿童而言变得有实际意义。

系统性包括在儿童爬行或扶着沙发边踱步时，家长应对其所在的位置、摸索到的事物提供适时的语言描述和讲解。例如："宝贝，你现在扶着的是沙发，沙发在厨房门的旁边。"

系统性包括学习将家中特定的物品当作"地标"来辅助定向，这对于视障儿童来说非常重要。

系统性包括教孩子辨别不同房间位置中不同物品的触觉差异。例如门框、墙壁、沙发、餐椅、地垫、木地板和瓷砖地板等的差异。

系统性还包括教孩子辨别家里出现的不同声音线索。例如，妈妈在厨房炒菜的声音，在门口掏钥匙开门的声音，门开关的声音，冲厕所的声音，电视的声音，不同玩具的声音，等等。

对于有剩余视力的孩子来说，让他们知道不同家具、不同物品的颜色，通过颜色来定位自己的位置也是一种系统性探索环境的方法。

此外，家长应确保孩子不仅仅是对家中的某些物品、某一两个房间熟悉，而是要真正理解整个"家"的环境概念。

通过系统性地探索家庭环境，能够很好地帮助孩子通过多感官的认知，形成家庭环境概念，为今后定向技能的培养打下基础。

二、幼儿园/学校环境中的概念

幼儿园环境也可以为视障幼儿提供丰富的经验。通过进入幼儿园，孩子的生活范围拓宽了，他们也开始意识到自己身处的环境并不局限于家庭。让孩子意识到幼儿园并不仅仅只是一个通过乘坐公共汽车、小汽车或步行就能到达的目的地，而是与自己的家庭一样拥有不同房间，甚至更多房间、更大空间、更多人的地方是非常必要的。

因此，当视障儿童进入幼儿园时，需要专门的人员，使用更多的时间来指导其认识幼儿园的环境。包括幼儿园有几栋楼、几个操场；自己的教室在哪一栋楼；这一栋楼有几层，自己的教室在哪一层；这一层有多少个房间，自己的教室左右分别是什么教室；哪里是通往别的楼层；自己的教室中的区域布局如何，玩耍和吃饭的区域分别在哪儿，这些区域分别都有些什么陈设等等。对于室外的活动区域，也要帮助视障儿童系统地了解操场上有什么娱乐设施，自己喜欢的秋千在什么位置等。

请注意

教师不能只主观地认为视障儿童喜欢玩或者可以玩什么游乐设施，而不告诉他操场上有各种各样不同的设施。否则，视障儿童可能认为操场上只有这一种设施！也不利于培养其做选择和自我决定的能力。

给予视障幼儿足够的时间去探索幼儿园环境可以增加他的环境概念，

空间概念也更容易被建构起来。在这个过程中，有时不断地重复和"死记硬背"环境中的路线也是非常必要的，特别是对一些同时伴有认知发展迟缓的视障儿童而言，其空间知觉发展往往也会滞后，因此通过强化帮助他们记忆一些重要的线路(如教室到卫生间、用餐区等的路线)则是最有效的方法。但是值得注意的是，即便视障儿童很难将定向策略和方位概念迁移到新的环境中，也应该为他们提供尽可能多的探索整个大环境的机会，而不只是采用死记硬背的方法强化其记忆。

三、社区环境中的概念

普通儿童从很小的时候就跟着父母一起到社区的银行、商店、超市、药店、饭馆等，他们有充分的机会去观察这些社区内的场所，看到不同的颜色和形状，看到不同场所人员的制服，看到每个场所建筑内外的特点，以及这些地方正在进行什么活动等等。除了亲身经历，普通儿童还可以从电视、电影等视觉媒体中了解外部世界。所有这些都在潜移默化中帮助他们积累社区环境概念。

而视障儿童却缺乏这些视觉学习的机会来拓展他们的概念理解。他们只会理解那些成人专门展示和仔细解释给他们的地方和活动。视障儿童由触觉、听觉、嗅觉以及剩余视力所接收到的信息只有伴随着有意义的语言讲解和描述，对他们而言才是真正有意义的。否则，视障儿童只能获得各种关于周围世界的信息碎片，这些不完整的信息碎片反而会让他们对环境形成不准确的印象，对环境事物更加困惑。

请注意

仅有言语的解释和描述，而缺乏亲身的经历，对于视障儿童来说也是不够的。这就如同我们的抽象思维发展必须建立在形象思维发展的基础之上。概念属于抽象思维，虽然某些概念我们是不可能完全靠亲身体验去积累形象的直接经验，但是在视障儿童发展早期的绝大多数概念都是建立在直接经验之上的。因此，如果只有抽象的语言介入，视障儿童也许会学会很多语词，但是对这些语词概念缺乏真实的理解，也就是没有真正形成语词所对应事物的相应概念，那么在运用语词时也会存在问题。

对于视多障儿童，特别是兼有认知和接受性言语障碍的视多障儿童来说更是如此。语言对于他们的作用也许微乎其微，这就需要大量的手把手地引导其触摸和探索，提供必要的身体和动作辅助，以及可触摸的标志等方式来弥补其沟通的障碍。

当然，我们不可能在儿童学龄前阶段教给他们所有关于环境中的信息和概念。但是只要遵循时间（及早开始、及早学习）和数量（只要经历、只要感兴趣就都教给他）两个原则，就能为视障儿童在这个视觉世界中创造一个好的开端。

【拓展】概念发展水平的评估（表2-1）

表2-1　概念发展水平的评估工具

工具名称	评估目的和内容
视障或盲聋婴幼儿的功能性视力、定向和行动能力评估（Davies，1989—1990）	可供父母和其他照顾者或了解孩子的其他人使用。评估儿童的功能性视力、定向行走技能、感官的使用、概念的发展、沟通技能、粗大和精细动作技能
基本概念清单（Engelmann，1967）	为明眼的、文化弱势的学龄前和幼儿园儿童，以及那些学习缓慢、情绪不稳定、智力迟滞的儿童设计。可用于评估儿童对常见词汇的理解以及儿童对运动方式的模仿能力
基本概念的触觉测试（Caton，1980）	测试幼儿园至一、二年级的儿童对视觉和听觉概念的掌握程度。确定未掌握概念的儿童以及儿童需要学习哪些概念。概念的类别有：空间、数量、时间等
希尔方位概念能力测试（Hill，1981）	评估儿童识别身体各部位的位置关系、活动身体部位以及用身体和物体来演示位置的概念
学龄前定向行走能力筛查（Dodson-Burk，1989）	用于评估从出生到5岁有视觉障碍（多重/非多重障碍）儿童的定向行走技能
TAPS综合评估和持续评估（Pogrund et al.，1995）	评估3~21岁学生定向行走功能的水平。包括定向技能、移动技能和概念发展
俄勒冈州视障和失明学龄前儿童项目（Brown，Simmons，Methvin，1991）	评估八个领域的发展水平〔认知、语言、社会交往、视觉、补偿技能、自立（self-help）、精细动作技能和精细动作技能〕，指导教育目标的选择，记录获得的技能
盲童的身体意象（Cratty，Sams，1968）	主要评估儿童识别身体部位和躯干，身体平面、身体方位和躯体功能

第三章　学龄前视障儿童的感官技能培养

第一节　学龄前视障儿童感觉发展的特点

总的来说，视障儿童与普通儿童感知觉能力发展的内容是一致的，但由于视力的缺陷，导致其视觉能力发展存在滞后。其他感知觉能力的发展可能受到视觉发展迟缓的影响而表现出阶段性的滞后；也有可能经过长期感觉经验的积累而表现出比普通儿童更佳的状态——当然，两种情况都并非必然。其特点主要表现在以下几个方面。

一、部分或全部地丧失视觉

视觉信息是人获取外界信息最主要的来源。人的视觉能力是在随时随地用眼中形成和提高的。视觉缺陷意味着视障儿童不能像普通儿童那样主要通过视觉来感知信息，他们只能感知部分视觉信息或感知到不太清晰的视觉信息，很难将视觉信息完整、准确地输入大脑，进而导致个体视觉经验的缺失或不完整，难以形成或无法形成完整的视觉表象。

先天性全盲或仅有光感的眼病会导致儿童无视觉经验，缺乏建立视觉认知的基础。一些眼病如先天性白内障或术后无晶状体、先天性眼球震颤、屈光不正性弱视、原发性视神经萎缩、视网膜色素变性及白化病等，则会影响儿童的视力、视野、色觉、反差、明暗适应等，导致儿童的视觉经验缺乏或不够正确，影响视觉认知建立。特别是 0~6 岁的低龄视障儿童，缺乏生活经验，往往意识不到自己有视觉缺陷，无法表达视觉需求，因此他们的活动范围受到明显的限制，这对他们其他能力，如动作能力的发展也会产生深远的影响。

由于视觉缺陷，很多视障儿童都会有自己的视觉偏好。总的来说，他们更爱看图案，而不太爱看单一颜色的平面，但颜色过于复杂的图片也容易增加他们辨别的难度；活动的物体比死板的形状更能引起他们兴趣；三维的形状比二维的形状更受喜爱；实物比图片更好；颜色上强烈的反差比微弱的反差更能唤起孩子的注意力；图案或物体之间距离不要太近。

虽然通过听觉、触觉等可以弥补一定的信息缺失，但仍然有一些信息是视障儿童无法或者很难全面感知的。例如复杂的美术作品、照片、文字、光学艺术等二维体；云、雾、烟等气状物体；细菌、微生物等需借助显微镜才能感知的细小物体；奔跑中的老虎、狮子、猎豹等快速移动且对人身有危险的动物；高山、飞机、建筑物等只有通过远距离视知觉才可全面感知的庞大物体；雪花、肥皂泡等容易被破坏的娇嫩物体；太阳、月亮、星星等太遥远的物体；强电流、黄蜂等容易危害感官的物体等。这些信息都只有通过视知觉才能够很好地理解并形成概念，此时年龄幼小的视障儿童又很难对无法感知的物体产生"想象"，因此对于这些物体的认知存在困难。

二、听觉、触觉、嗅觉功能有所增强

视障儿童在学习的过程中，除了利用剩余视力以外，还不断利用听觉、触觉等其他感官来弥补视觉通道的缺陷，以获取更多的信息，即我们常说的"以耳代目""以手代目"。部分视障儿童可能会表现出较强的听觉能力，更为灵敏的触觉能力或者其他较为突出的感知觉能力。

缺陷补偿总的来说体现了器官功能"用进废退"的规律，相应地促进了听觉、触觉等其他感知能力的发展。例如，听觉功能增强的主要原因在于听觉通道使用频率的增加，使儿童更加注意听觉信息，形成较高的听觉注意力；对声音信息的分析更为细致，从而达到较高的听觉选择能力；长年累月的听觉经验积累，使得听觉记忆更为丰富，从而形成较高的听觉记忆力。触觉功能增强的主要原因是由于儿童通过积极主动地利用双手触觉分辨物体的各种不同属性，如大小、形状、结构、温度、光滑度、硬度、重量、比例、距离、方向等，长期的触摸学习使得他们的触觉感受性更强，也让他们能够通过触觉记忆记住更多的物体。嗅觉功能增强是因为儿童常常要通过嗅觉来与自己身边的场所、人物以及物体形成相应的联系，如通过气味判断自己的所在位置，根据一些人身体上的标志性气味来判断人物，还有自己喜欢的玩具、饭菜、书本、衣物等。

常常有人认为，视障者虽然看不见，但却具有一种特殊的"障碍觉"。例如他们在行走中遇到障碍物时能主动地回避绕开障碍，就好像"看见了"一样。其实，这种远距离感知障碍的"障碍觉"并非视障者的特异功能，也并非天生。大量的实验研究表明，视障者的"障碍觉"其实是他们通过长期利用和关注非视觉通道的信息而逐渐掌握的技能，例如利用明眼人所忽视的声音进行回声定位，通过面部触觉注意到空气流动形成面部皮肤触压觉的细微差别，受到障碍物影响照在身上的阳光区别等。根据研究，视障者的"障碍觉"还与天气、周围环境的嘈杂度、风向、心情等相关。

正如前面所述，视觉通道具有其不可替代的优越性，其他任何一种感知觉都无法完全替代视觉学习。但是，通过对听、触、嗅等感知觉的训练，可以在一定程度上弥补视觉缺失。当然，由于听觉、触觉或其他感觉功能的增强需要长期经验的积累，因此对 0~6 岁的视障儿童而言，这些功能的增强所带来的效应并不一定表现得非常明显。但是，此阶段大量的多感官信息的刺激与感知经验的丰富和积累对于他们其他感知觉功能的提升以及认知的发展都有着非常重要的意义。

三、视障儿童的知觉整体性欠完整

尽管儿童的其他感知觉通道可以一定程度上补偿视觉缺陷，但其知觉的整体性与普通儿童相比表现出一定的差距。例如，视障儿童可以利用触摸来感知金属的硬度、温度；可以敲打金属，听到所发出的声音，但他不能或很难完全感知金属的光泽、颜色。再比如视障儿童认识凶猛的野兽，例如猎豹，虽然可以通过触摸模型甚至标本来认识猎豹的大小、皮毛、体征，通过音频了解猎豹的吼叫声，但是猎豹究竟如何凶猛则只能通过视觉观察其奔跑速度、追赶猎物、撕咬搏斗等才能获得更为直观的印象。

在现实世界里，可视材料近乎是无限的，具有较大的主动性；而可听、可触的材料则远不如可视材料来得丰富，常常受到外界的制约。对于普通儿童来说，首先是看得多了，听起来、摸起来才会更容易理解。相比之下，视障儿童能主动利用的视觉信息资源极少，因此主要依靠触觉和听觉的材料或极少的视觉信息学习的视障儿童在物体概念的习得上存在更大的困难。此时，家长的观念对儿童知觉整体性的发展有着非常重要的影响。一方面，如果家长认为应该"保护"仅有的剩余视力，尽量不要用眼，就会缺乏主动提供视觉刺激的意识，造成儿童视觉功能水平低下，影响知觉整体性的发展；另一方面，有的家长因为担心儿童摔伤或其他意外伤害便处处限制儿童的活动，对其过度保护，这实际上是违背了婴幼儿通过身体与环境的接触来认识周围世界的规律，限制了儿童通过身体活动来获取多感官刺激的机会，进而导致其各种感知觉能力发展的迟滞。

第二节　学龄前视障儿童感知觉的培养

感知觉的培养促进是视障儿童早期干预的重要内容。对于定向行走训练来说，视觉、听觉、嗅觉主要与定向能力有关；触觉、本体觉、动觉、平衡觉则主要与行走、运动能力有关。

一、视觉训练

视觉是指大脑对于感光器官（眼睛）接收到的影像信息的感知，是对眼睛接收到的影像信息进行储存、辨识、理解和处理的能力。0～6岁是人类视觉发育的关键期，需要给予婴儿足够和丰富的视觉刺激，如通过观看各种色彩、物品、景物、现象的机会来促进其正常视觉功能的形成。

视觉发育期中，普通婴幼儿的视觉能力和技能都是在不知不觉地用眼情况下发展起来的。有剩余视力的视障儿童如果在视觉发育的关键期没有得到足够的视觉刺激，其视觉功能的发展就可能受到阻碍，也会影响视觉技能的形成。许多父母或抚养者在儿童视觉发育的关键期忽视了对其剩余视力的利用，或出于想"保护"其视力的目的而让儿童少用眼，视觉神经环路就很难再被视觉经验所塑造。

视觉为个体在环境中的独立行走提供了丰富的信息线索。即便是只有微弱视力的视障儿童，如果能够最大限度地利用剩余视力，也会大大提高其定向行走能力，提升其自信和独立性。因此，在这个时期内父母应有目的地为视障婴幼儿提供足够丰富的视觉刺激，创造一个良好的视觉环境，帮助儿童充分利用剩余视力。视觉训练可以涉及以下几个方面的内容。

（一）感光训练（对光源产生意识的训练）

光是视觉产生的基本要素和条件。视觉的基本功能表现为人眼对光刺激的分辨能力，不断感受到的光刺激可以促进儿童视觉功能的发展。对光的意识在学龄前视障儿童定向行走的过程中能为其提供定位提示信息和环境线索，例如在户外感知太阳的方向，在楼道内通过光线明暗变化来判断旁边是否有窗户，在夜晚通过房屋的灯光来定位等等。

家长可以利用不同种类的光源给出光源的有无、大小、形态等变化，并通过改变其亮度的明暗、距离的远近、闪烁的频率来观察和锻炼视障儿童对单个光源的察觉能力；还可以使用两个同种或不同的光源促进儿童对两个光源同时感知，并能判断光源的位置关系、相对距离，进行两个光源的明暗比较、距离远近的比较、闪烁频率比较等。手电筒、小彩灯、带闪光的玩具这些都可以作为训练的材料。

为了提高光源的可察觉性，在家中可以通过窗帘和灯光的布置调节室内环境的亮度。例如可以通过反复开关窗帘、晚间开关电灯，形成儿童眼前明暗交替的环境。每次训练时，家长要边做动作边用语言描述"亮""暗"或"开灯""关灯"，这样可以增强儿童对光线的感受，并逐渐将语言概念和自身的感受形成联系。

训练时的光线不能过强，同时注意经常变换光源的位置和儿童的姿势，以便让儿童的眼睛可以从上、下、左、右等各个方向看到光线和事物。

（二）注视训练

注视训练是指帮助儿童学会注视某一目标，使目标物进入视野最清晰的区域，学习集中注意看清这个目标及它的细节之处。注视能力关系到儿童今后阅读及生活的许多细节。在定向行走时，注视技能可以帮助儿童更好地视觉定位环境中的地标和线索。

不同眼病的儿童可能伴有不同程度的眼球运动障碍，如眼球震颤，注视训练可以改善儿童眼球运动的控制能力，提高视物效果。

注视训练的游戏有很多，检验儿童是否注视、注视水平的最直接的方法就是问他看到了什么，有什么特点，如果低龄儿童无法用语言明确表示出自己的意图，就需要家长耐心观察儿童表现并灵活调整训练进度。例如家长可准备一个色彩鲜明、简洁、能变化形状且安全的玩具，在儿童能看到的距离和位置呈现给他，展示玩具的变化方法，看看儿童是否主动伸手索取这个玩具。在儿童把玩时，应观察他的动作和玩玩具的方式，例如是否对某些颜色的玩具更感兴趣、是否侧头用一侧眼睛看、手眼协调如何等。

（三）扫视训练

扫视又称为视觉扫描，在训练者的指导下视障儿童按一定的顺序进行观察的过程即是视觉扫描的过程。扫视训练能发展儿童视觉扫描的速度、准确度和眼球的控制能力，帮助视障儿童在独立活动时快速地了解身处空间的大致情况，找到熟悉的地标或线索来定向，以及发现环境中的障碍物等。

扫视某一事物时，扫视的方向可以沿着水平方向，也可以沿垂直方向，但必须按一定的顺序进行。训练时，家长可拿出若干个苹果、橘子、梨、香蕉等水果横向排成一排，指导儿童从左到右逐个扫视，并说出观察到的是什么水果，它是什么颜色的，然后，要求儿童再从右到左扫视一次，找出相同颜色的水果，此时，只要是相同的颜色就行了，可以是不同种类的水果，逐渐提高儿童观察的速度和准确度。当然，活动的内容还可以拓展成找物体的不同特点，如观察相同的水果、观察相同形状的物体等。

（四）视觉辨认训练

视觉辨认训练是分辨细小物体或物体细节部分的训练。在视障儿童定向行走过程中需要运用视觉辨认技能更好地去识别环境中的人和事物，增加和丰富形象积累的同时，促进形成对物体的概念，进而更好地认识空间环境中的地标和线索。

训练时还可以结合颜色辨认训练，选择两种对比色进行训练。例如，可以用不同颜色的物体或图片，让儿童去辨认，随着训练的深入，可以逐渐减少物体与背景色的颜色反差，或者逐渐减小需辨认物体的体积。视觉辨认训练也可结合上文中的扫视训练进行，如设计一些适合儿童年龄的找相同、找不同、连连看等游戏，在游戏中训练他们视觉辨认的技能。

（五）追视训练

追视训练包括视觉跟踪训练与视觉追踪训练。视觉跟踪是指有效控制眼球运动以跟随静止物体（如从物体的一端到另一端）的一种视觉技巧；视觉追踪是指有效控制眼球运动以追随运动物体的一种视觉技巧，需要更好地控制眼球运动。如果没有眼球运动或视野问题，绝大部分视障儿童都有能力运用剩余视力跟踪或追踪物体。视觉跟踪和视觉追踪技能对于视障儿童锁定环境中的目标（如地标或移动中的视觉线索），在行走时更好地保持既定方向（如沿着马路牙子上的黄色标志行走，或人行道与绿化带的边缘行走），在行走时锁定应跟随的人（在不采用人导法的情况下）。

视障儿童在成人的指导下可以进行许多视觉跟踪训练，例如常见的走迷宫游戏。家长可选择比较简单的迷宫图，指导儿童从迷宫的入口走到出口。在训练过程中为增加活动的趣味性，家长还可以创设一定的故事情境，也可以根据迷宫图本身的故事增加儿童的乐趣，如沿铁路看看火车到了哪里，沿着弯弯曲曲的河道，小船的码头在哪里？公园里弯弯曲曲的小路的尽头有什么？

训练视觉追踪能力时，需追踪的运动物体离视障儿童不要太远，移动速度要慢，根据视障儿童视线追随的情况灵活调整。当视障儿童的视线能熟练追随物体的移动时，距离再从近到远，速度由慢到快，由有规律的运动到无规律的运动。追踪材料的选择也要适合，如颜色宜鲜艳、与背景形成反差对比；大小应适应儿童的视力情况，随着训练难度的提高，物体逐渐由大到小；材料可以是会发出声音的，以吸引视障儿童的注意，并同时训练听觉定向能力。家长要随时观察和鼓励视障儿童是否保持用眼睛追视物体，而不是只依靠听觉定向。还可以在一间较暗的房间内，将手电筒的灯光投射在一面墙上，并上下、左右移动，让儿童在保持头不动或动的情况下追视灯光；或在地面上滚动、空中抛动颜色鲜艳的球，让孩子进行追踪。

（六）视觉记忆训练

视觉记忆描述了人类的感知过程与视觉特征的编码、存储和检索之间的关系，是人类视觉系统的一种重要工作机制。视觉记忆的形成包括视觉特征提取、保存及搜索再现三个步骤，通过人类的眼睛采集视觉信息，并从这些视觉信息中提取有用特征以供进一步的视觉处理，然后保存感兴趣的目标特征。当人类的视觉系统再次遇到类似目标时，则从视觉记忆中搜索提取相应的特征，对该目标进行匹配和判断。

视觉记忆是视功能发展的高级阶段。由于视障儿童看到的目标往往仅是一部分或是一个模糊的全貌，而通过视觉记忆的组织，则有可能将其变得完整而清晰，因此，视觉记忆的形成对视障儿童更准确地了解他们所看到的一切是至关重要的。当儿童将环境路线中看到过的地标、线索、障碍等记忆下来，并且可以凭记忆排列其在路线中出现的先后顺序、相对位置与距离，才能更快、更准确地形成对空间环境的心理地图。

家长可利用各种平面图形、立体图形、拼插玩具、棋类玩具来进行形状、大小、颜色的视觉记忆训练，由易到难、从简到繁，让儿童掌握一定的视觉记忆方法后，再回归生活，在实际生活场景中进行训练。例如让儿童描述最近看到的事物，如去过的公园，看到了什么人物和场景？这些人物和场景都是什么样子的？刚刚看过的画里面都有什么，刚读过的连环画里都有谁？当然也可以结合儿童的精细运动训练，让其画出自己认识的事物、熟悉的场景，并解释出来等。

二、听觉训练

对于视障儿童来说，听觉是反映周围环境信息的重要感官来源之一，它提供了许多视觉无法接收的信息。帮助儿童发展听觉技能对于儿童驾驭环境至关重要。通过声音线索，视障儿童可以学会在环境中定向（即找到自己在环境中所处的位置），定位环境中物体的位置（如根据掉落物体发出的声音来判断掉落的大致位置），根据声音来分辨环境（如繁忙的马路、空旷的室外或狭窄的过道等）和环境中有什么（如马路上车疾驰、路边卖早点的商贩等），这些能力对儿童独立、安全地行走至关重要。

Welsh 和 Blash 建议在视障儿童定向行走训练中，听觉训练应着重于发展那些对于独立行走非常必要的听觉技能。主要包括理解什么是声音（sound echo）、学会回声定位（echolocation），理解声音掩蔽（sound masking）和声影（sound shadow）。

声音是指一个声源发出的信号通过空气传播到人的听觉器官，经过听觉中枢加工后使人感知到。例如有些十字路口设置的行人听觉提示信号；家中的门铃声等。

回声定位是在声音传到物体表面之后产生反射而形成回声，通过回声可以帮助人们定位。例如当孩子使用 AMD 或盲杖在空旷的操场上行走时，AMD 划过地面或盲杖杖头敲击地面产生的回声与孩子经过楼里的过道产生的回声是不同的。儿童可以通过这种回声的差异来定位自己所在的空间环境是空旷的还是狭窄的。

声音掩蔽是指一种声音掩盖了我们想要听的另一种声音。例如，当我们带领孩子过马路时告诉孩子应该听路口的行人听觉提示信号来判断交通灯是否变绿，但是如果此时路口附近的商店突然大声播放广告，则会掩蔽交通提示信号的滴滴声。在这种情况下，我们需要教给孩子等待广告（掩蔽声音）停止后再去分辨交通提示信号的声音，只有在确定后才能安全通行。

声影是指当人与声源之间出现物体阻碍时，人对声音的感受会发生变化。例如，当我们带领儿童行走在马路上时要教他们学会听马路上的车流声音判断交通状况，但如果此时在我们与马路之间有一座报亭，那么此时感受到的车流声音与经过报亭后听到的声音是不一样的，即报亭的阻挡产生了声影。此时我们应该教儿童仔细分辨有无报亭遮挡时车流声音的差异，或者在经过其他更大或更小阻挡物时声音又有何差异。虽然年幼的视障儿童对声影的辨别还不能特别精确，但是很多视障幼儿已经可以通过长期的听觉经验积累和比较来形成这种能力。

对视障儿童的听觉训练主要包括听觉注意训练、言语听觉训练、听觉分辨力训练和听觉感受性训练。

（一）听觉注意训练

家长可基于一日常规，给儿童介绍不同的声音及其来源（对儿童有意义的声音来源物体或来源事件），对儿童解释并为声音来源"命名"。大量的声源训练可以帮助儿童学会对声音形成有意注意，鼓励儿童专注地去感觉以前可能不曾注意到的声音，如让他描述听到的声音、鼓励儿童通过自己的活动制造出声音等。家长还要允许儿童探索声源，鼓励有能力的儿童寻找声音的位置，帮助儿童学会定位声源。可以将传统的捉迷藏变成练习听力的有趣游戏，从房间的不同方位叫他并让他说出您所站立的位置，或者让儿童练习随着训练者的声音转向等。随着年龄的增长，利用自己主动发出的声音的回声来判断障碍物与自己之间的距离，是视障儿童通过反复实践逐渐积累的经验。在训练过程中，应给孩子足够的时间倾听和探索周围的声音。

同时，应注意儿童对声音的反应，避免声音的过度刺激或儿童对个别声音或场景的听觉过敏反应。

（二）言语听觉训练

言语听觉训练即语言感受力训练。对视障儿童的语言感受力训练，要融入到日常生活之中，坚持对儿童多讲，家长要把看到的、做的讲给儿童听，并且要反复多遍地讲。特别是在各种日常活动中，无论是洗澡、吃饭、做游戏，都要用温柔、亲切的语调告诉儿童正在使用接触到的物品以及正在从事的事情。经过多次重复，儿童便会将物品的名称、活动的名称与该物品、活动之间建立联系。

（三）听觉辨别训练

听觉辨别力是指分辨不同声音的能力。人们在听的时候，一些无关的信息也会被迫感知，可能会对听觉的选择性注意造成困扰，因此，辨别不同声音并从中选择自己需要的信息对视障儿童来说是非常重要的。家长应先单独训练不同声音，避免孩子分辨目标声音与背景声音时出现混乱；再为儿童提供多种相同、相似或不同的声音刺激，为他们创造丰富的听觉环境。如让儿童认识和辨别来自厨房的声响、各种乐器声、人们的说话声以及街道上的各种响声，多为儿童提供听大自然声音（鸟鸣、蛙鸣、流水声等）的机会，也可以通过录音机或电视向儿童介绍他在日常生活中没有机会听到的声音，尽量丰富儿童的听觉经验。训练者还要帮助儿童学会专注于特定的声音，这对视障儿童今后从嘈杂的环境中选出对于定向最为重要的声音大有好处。如训练者可以在开着电视机或音响时叫儿童的名字，帮助他更好地辨认声音。在日常生活中，将周围的一些特定的声音与活动结合起来，比如家长回家开门的声音、炒菜时热油炒菜和抽油烟机的声音、在汽车站站台上可以听到汽车进站刹车的声音、公园清脆的鸟叫声、游乐园游戏中大家发出的惊呼声等。

（四）听觉感受性训练

听觉感受性训练主要是指通过"声音递减法"，让儿童能听到细微的声音，提高听觉功能。例如，家长可以选择语句简短、内容简单、适合儿童听的儿歌或者故事，把播放机放在距离儿童50厘米左右的地方，调至适中的音量，让儿童集中注意力听。听完一两句暂停，马上让儿童重复听到的内容。然后调小音量，听完一两句再暂停，再重复。逐渐调小音量，直到最后听不到声音，无法正确重复为止。在最开始进行听觉绝对感受性训练时，一定要有一个安静的环境。另外，家长还可以加强音乐训练，经常给孩子播放节奏明快、旋律优美的音乐，让孩子感受音乐的律动，跟着节拍拍手、跳舞。

三、触觉训练

对于视障儿童而言，触觉是他们认识、理解世界的非常重要的来源。触觉能使我们体验到事物的许多特征，如大小、形状、质地、重量、干湿、温度等，可以带给人舒适快乐的感觉，当然也可能造成不适甚至疼痛。因此，触觉训练开始时，家长可选择一些摸起来较为舒适的东西，如天鹅绒、绸缎、皮毛等，让儿童学着触摸和感受，以后再逐步触摸木块、塑料制品、皮革、砂纸、地毯等较为粗糙或坚硬的东西（图3-1）。

家长需要为儿童提供能够锻炼触觉的玩具，如自制一个触摸箱，将一些常见的家居用品如木勺、刷子、海绵、塑料杯、搅蛋器等，装入一个带口的纸箱内，让儿童伸手到触摸箱内用触觉去辨别不同物品。或者设置一个织物角，沿墙挂上各种物件，如小块毛毯、布块、墙纸、废布头、毛线、丝绸等，还可以放些硬纸板和硬塑料片、各种皮革、小木板、金属片、砂纸等，为儿童提供丰富的触觉经验。

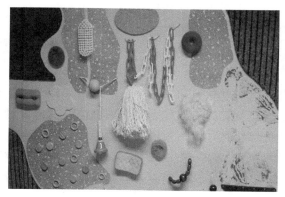

图 3 - 1　自制触觉训练板

触摸感知是从局部到整体，或从整体到局部的认知过程。人们在触摸时，为了能更好地理解事物，往往需要对所认识的事物进行全面详细地触摸，如果没有一些技巧方法的训练，将很难分清主体与背景，造成大量无关触觉信息的干扰，影响儿童触知觉选择性的发展。因此，在触摸认识物体的基础上，家长可以设计一些方案，逐步提高儿童通过触摸对物体的辨别能力。如初期可以辨别不同形状、不同质地的物体，在触摸箱中找到球状物体、立方体物体、同样的勺子或各种软软的物品。随着儿童年龄增大、触觉经验的丰富，再进一步提高训练的辨别难度，如在一个动物模型上找到它的不同部位、在一张触摸图上找到相同的形状、相同但大小不同的形状、将立体物体和平面凸图配比等。

触觉训练可以与每天自然的生活场景相结合。例如，在为儿童洗澡时，让他感觉毛巾在干燥和浸湿之后的不同，并和他谈论不同之处：开始它摸起来是干燥的、粗糙的，泡水之后它是湿润、柔软和舒服的；开始它是暖和的，但是很快就降低了温度……这样一个简单的活动就能为儿童提供丰富的触觉体验。另外，还可以让儿童通过触摸冰块、装有温水的杯子等来感知温度。

在触觉训练的过程中，逐渐教给孩子触摸的技巧，如从整体到局部、从物体或图的上到下、左到右，依次进行触摸。先从立体的、日常的物品开始，然后可以是等比例扩大或缩小的模型，抽象的、卡通的、变形的各种物品，最后才是表现在平面上的触摸凸图。过程中还要帮助孩子提炼物品的各种特征线索，比如牛、羊这些动物都有四条腿，而鱼类则有尾巴等，帮助孩子进行辨别。触觉训练的过程需要很长的时间，家长要有足够

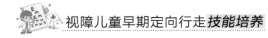

的耐心，等待孩子逐渐积累自己的触觉经验，并不断进行修正，最后形成较为准确的触觉感知。

四、嗅觉训练

尽管嗅觉提供的感觉信息相对要少，但也是视障儿童认识世界的重要途径。嗅觉可以帮助视障儿童识别食物、人物以及其他事物，还能帮助视障儿童进行方向定位。比如，飘来汽油味的地方意味着加油站，而充满面包和牛奶的香味的地方意味着糕饼屋等。训练过程中，只要不是对儿童有害的气味，都可以让他闻一闻，同时告诉他气味以及气味所代表的物品和场所的名称。

第四章 学龄前视障儿童行走（运动）能力的培养

行走虽然主要依赖身体及四肢的活动，但它并不只是一个运动过程或一个生理活动过程，而是往往也伴有心理活动。例如在运动过程中，离不开各种感知觉通道的参与，也离不开思维的介入。因此本章的学习与前文中感觉能力培养和概念形成发展是密不可分的。

第一节 学龄前视障儿童运动能力发展的特点

一、粗大运动能力发展的特点

粗大运动能力主要包括反射、姿势控制和移动能力。其中反射能力如无合并中枢神经系统的问题，多在婴幼儿 12 个月以前被整合，成为后来分节运动和随意运动的基础，在此不再赘述。姿势是指儿童持续控制自己身体的重心和保持平衡的能力；移动是指儿童从身体的一个支撑面转移到另一个支撑面的能力。稳定的姿势控制和移动能力保证了人体能够在各种体位下以及动态的运动中，双手能够解放出来，完成诸如洗脸、刷牙、穿脱衣物、写、画等各种精细操作。因此，粗大运动能力是精细运动的前提。

粗大运动能力的发展是视障儿童移动行走能力的基础。儿童早期运动经历可促使肌张力、平衡能力、肌肉力量、协调能力、耐力等的发展。所有这些基本生理条件的发展使得儿童能更好地控制自己的身体，更加安全、有效、优雅地行走。

粗大运动的发育与儿童自发的运动和努力是分不开的，普通婴幼儿因为看到身边鲜艳的物体想要获取，就会"自然而然"地去伸手，如果无法达到，他们就会使用翻滚、爬行等方式来帮助自己。这种"自然"的刺激在儿童的生活中无处不在，在一次次的尝试中，他们的粗大运动能力就会得到提高。而视障婴幼儿由于全部或部分丧失视觉对于动作发展的刺激，许多视障儿童在粗大动作和感觉运动发展水平上都比普通儿童有不同程度的滞后，而这些方面的滞后又将显著影响儿童未来在独立移动行走中的表现，因此需要及早有计划地实施干预。事实上，除了定向行走教师以外，其他所有相关成人（家长、学龄前视障儿童的其他教师）都应该了解视障儿童的动作发展水平并共同制订个别化的干预计划，因为动作发展除了与行走有关以外，还与儿童的认知发展、社会性发展等紧密相关。

但是要想知道视障儿童的运动能力到底处于什么水平、是否滞后，首先需要了解普通儿童的相应发展规律。有许多比较成熟的动作发展水平评估工具可供借鉴，如贝利婴幼儿动作发展量表也可用于对视障儿童的评估并与普通婴幼儿常模进行比较。下表中列举了一些不同月龄普通婴幼儿动作发展水平的例子供参考（表 4 − 1）：

表 4 − 1　不同月龄普通婴幼儿粗大运动发展表现示例①

月龄	粗大动作行为表现举例
1 个月以内	当孩子仰卧时，头部经常偏向一侧，且身体姿势不对称
1 ~ 2 个月	当扶着孩子的手臂或肩膀让他坐起来时，头总是往后仰
3 ~ 5 个月	当孩子仰卧时，身体姿势可以对称；4 个月大时双手可以一起放在胸前正中；孩子的视线可以在自己的手和手中的物品间转换；孩子开始举起上臂呈俯卧位；5 个月大的孩子可以将双手同时放在瓶子上
6 ~ 7 个月	孩子可以将物品从一只手换到另一只手中； 孩子可以短暂地独坐，但还需要借助双手支撑身体前倾着坐； 6 个月大时，孩子出现非对称性紧张性颈反射（asymmetrical tonic neck reflex），例如当孩子转头时，面部朝向的一侧的肢体伸展开，而背向的一侧肢体弯曲
10 个月	孩子可以不依靠任何支撑而独坐；会爬行，通过爬行向前移动；可以自如地从坐姿换成俯卧的姿势；可以被拉着站立
11 ~ 12 个月	孩子可以坐着变换方向；一只手拉着大人时可以开始迈步行走
13 ~ 15 个月	孩子可以绕过大的障碍物；能在别人的帮助下上下楼
18 个月	孩子已经可以独立地行走；会使用小推车等推动的玩具；能自己坐在椅子上

---

① Pogrund R L, Fazzi D L, Lampert J S. Early focus：Working with young blind and visually impaired children and their families. AFB，1992：89.

44

月龄	粗大动作行为表现举例
21 个月	孩子可以一只手拉着大人下楼梯；可以抓着扶手上楼梯
24 个月	孩子开始学习跑步；会用脚踢球
30 个月	孩子会双脚同时从一级台阶上跳下
36 个月	孩子可以偶尔用单脚站立；会骑儿童三轮车；双脚交替爬楼梯

有研究数据对视障婴幼儿与普通婴幼儿的粗大运动能力发展水平做出了量化的比较，可以看出视障婴幼儿掌握各种粗大动作能力的时间普遍比普通婴幼儿滞后（表4-2）。

表4-2　视障婴幼儿与普通婴幼儿粗大运动发展的比较（月龄）

项目	月龄域		平均值	
	普通婴幼儿	视障婴幼儿	普通婴幼儿	视障婴幼儿
前臂支持	0.7~5	4.5~9.5	2.1	8.75
坐姿（几分钟）	4.0~8.0	5.0~8.5	5.3	6.75
睡觉翻身（由仰卧位到俯卧位）	4.0~10.0	4.5~9.5	6.4	7.25
坐姿	5.0~9.0	6.5~9.3	6.6	8.0
从卧姿到站姿的转换	6.0~11.0	9.5~15.5	8.3	11.0
抓着站立	6.0~12.0	9.5~15.5	8.6	13.0
两手支撑走	6.0~12.0	8.0~11.5	8.8	10.75
独自站立	9.0~16.0	9.0~15.5	11.0	13.0
行走（三步）	9.0~17.0	11.5~19.0	11.7	15.25
行走（整个房间）	11.3~14.3	12.0~20.5	12.1	19.25

注：本表为采用贝利婴幼儿量表所得的数据。

通过上表数据，我们能够看出视障婴幼儿与普通婴幼儿在粗大动作发展上的显著差异，但这并不说明视障儿童的骨骼、肌肉、关节本身有结构性或发育问题，我们需要更多考虑的是他们锻炼的"自然"机会是否充足。因此，这也成为视障儿童粗大运动训练的一条核心原则，就是根据儿童粗大运动发展的基本规律，有针对性地给他们提供相应的刺激物，促使他们"自发"或"被动"进行运动锻炼，从而促进视障儿童粗大运动的发展。视障儿童粗大运动发育的好坏关系到个人今后的生活质量和社会适应能力。抬头、爬、坐、站、走、跑、跳等基本动作掌握年龄较晚或完成质量不高，对其他各方面能力的发展都会有所影响。因此，及早开始训练是非常有必要的。

二、精细运动能力发展的特点

精细运动能力既是日常活动的重要基础，为今后的日常生活自理（如饮食、洗漱、穿脱衣物等）、学习（如写字、手工）、游戏等提供基本条件，同时也是评价婴幼儿神经系统发育成熟度的重要指标之一。儿童的精细动作发展开始于先天性条件反射，如抓握反应。然后经过一系列的过程逐渐发展到有目的地抓握物品，再发展到利用这个物品作为工具从事某些行为，如握住一支笔来进行书写、画画，握住球形门把手来开门。因此，儿童精细运动的发展是有一定顺序的，随着年龄的增长，动作的随意性、准确性和目的性也日益提高，为他们从事生活和学习提供基础。儿童精细运动的发展遵循一定的规律（表4－3）：

- 由上到下、由近到远、由粗到细、由低级到高级、由单纯到复杂的顺序。
- 精细运动的发展与粗大运动的发展关系密切。
- 精细动作发展与姿势、移动和视觉功能是协调发展、共同发育的。
- 手识别物体的能力随着手操作能力的不断发展逐步提高。

表4－3　普通儿童精细运动发展对照表

年龄	精细动作里程碑
出生～3个月	玩手；用手做出有目的的动作；将物体放置在手中；玩有声音的玩具
4～6个月	用一只手触摸与身体接触的物体；把东西放进嘴里；用指尖抓住小物体；将物体从一只手移到另一只手；从容器中取出物体
7～9个月	探索不同的纹理；将对象放入容器中；拉绳子启动玩具
10～12个月	自如地玩拼插游戏，多次将一个木棒插入洞中
22～24个月	堆叠大体积物体
3岁	用手完成复杂的任务；扔球

引自：https://www.wonderbaby.org/articles/development－charts.

精细运动的主要身体执行部位是手，手是人体中最复杂、最精细的器官，是人类认识客观世界、与外界交往的一种重要器官。儿童精细运动发展主要包括了手部单手动作、双手协调、触觉识别以及手眼协调等方面。学龄前视障儿童的行走技能主要涉及独行自我保护技巧、使用 AMD 和盲杖独行等，而这些技巧的学习都离不开手部单手动作、双手协调、触觉识别等精细运动能力。

视障儿童相对于普通儿童的精细动作发展来说普遍有些滞后。视觉相对于触觉可以观察到更远、更广阔的范围，普通儿童很容易被周围事物所吸引，主动进行探索；视障儿童特别是全盲儿童则只能靠听或随意触摸找到物体，如果没有成人的引导，离他们较远或无声的物体很难引起他们的兴趣。特别是面对初次接触的某种触感的物体，如黏黏的、冰冷的、有颗粒感的物体，视障儿童可能会产生抵触心理而不愿意触摸。因此，他们主动通过手接触到的事物种类要少于普通儿童，手部"自发"的运动练习往往进行得少而缓慢。

普通儿童在视觉和手的配合下，不但可以感知物体的大小、重量、质地等特性，还可以从物体的上下、左右、前后不同角度来进行观察，理解这些物体每一部分之间的关系，从而对物体进行综合理解。对于普通儿童来说，摆弄物体，将不同的部分进行拆卸组装，这无疑是个新奇的体验，促使他们不断地"主动"探索，从而进一步促进精细运动的发展。但视障儿童手眼协调、触觉认知能力和完成复杂动作的能力会受到一定的限制。手部运动缺乏视觉的引导，导致动作难度大幅度增加、准确性不足，也很容易让低龄视障儿童失去兴趣，影响手部运动的练习机会。研究表明，当同龄的普通婴儿已形成眼手协调，会伸手抓物品，会把物品从一只手转到另一只手的时候，许多视障婴儿的双手却还像新生儿那样握着拳头，向上置于肩上。先天全盲儿童的触觉认知具有模糊性，他们不仅仅在依靠触觉提取长度、角度、大小等图形特征方面存在困难，而且在识别近似图形和感知旋转图形的恒常性方面也存在一定的困难。因此，家长应有意识地通过设计适当的游戏项目，引导儿童接触不同触感的物品，并和他们一起锻炼手部，这将对儿童精细运动能力的发展起到重要的作用。

三、感觉统合

当我们在对视障儿童动作能力进行干预时，倡导动作能力训练应该与所有感觉信息相整合。感觉统合训练方法的理论基础是所有感官信息是个体有效地与环境互动的基础。它包括视觉、听觉、嗅觉、触觉、前庭觉、本体觉等所有感觉信息。视觉、听觉等感觉信息的重要性对于行走的重要性不言而喻，而触觉、前庭觉和本体觉也非常重要。

触觉系统帮助解释我们所有触碰到的信息。这些触觉信息有利于行走中的自我保护和区分不同物体。痛觉、抚摸、温度觉等都是触觉系统提供的感受。当触觉与其他感知觉信息联合起来时可以帮助个体感知自己的身体如何在空间中移动。

前庭觉系统是个体身体保持平衡的基础，帮助个体调整并适应身体位置的变化，并使身体始终保持直立的姿势。前庭觉使个体正确地感受到重力、动作发生的速度和方向等。当前庭觉与其他感知觉信息整合在一起时，个体能分辨出到底是自己的身体在移动还是所处的环境在移动。

本体觉系统提供了关于个体身体位置变化的信息，可以帮助机体自动地调节姿势，形成反射反应和重复动作。

通过对触觉、前庭觉和本体觉的了解，可以看出三种感觉的整合对于个体形成准确的身体意识非常重要。个体对自己身体运动的感知——运动觉也是在三种感知觉的整合作用下才能形成。

第二节　学龄前视障儿童运动能力的培养

掌握一定的运动能力是定向行走的基础。对于 0～6 岁的视障儿童而言，把握好运动发展的关键时期，进行主动和被动的运动训练对儿童今后发展至关重要。视障儿童动作技能的发展和普通儿童一样，遵循着动作发展的一般规律，但同时由于视觉受限，动作发展，尤其是精细运动的发展会存在延迟，平均延迟时间大约为 14.5 个月[①]。在针对学龄前视障儿童运动能力的培养时，既要考虑儿童动作发展的一般性，也要适应视力障碍儿童的身心发展特点。

一、运动技能训练的原则和方法

（一）运动训练的原则

1. 成熟准备原则

根据格赛尔理论，成熟是个体学习的先备条件。成熟取决于基因表达

---

①　Brambring M. Divergent development of manual skills in children who are blind or sighted. Journal of Visual Impairment & Blindness，2007，101（4）：212–225.

所决定的时间表。对尚未达到"成熟"水平的儿童进行盲目训练是不可取的，这样的任务对于儿童而言难度太高，难以学会，容易影响儿童学习的动机和兴趣，甚至可能造成身体伤害。视障儿童动作技能的发展较普通儿童有一定的延迟，因此在选择活动时应考虑视障儿童身体运动机能的成熟水平。

2. 个体差异原则

视障儿童动作能力的发展存在很大的个体差异，其原因主要包括：①视觉损失时间和程度的不同；②视障儿童的性格气质；③视障儿童的运动经验。除此之外，家长态度、生活环境等因素也可能造成了这种个体差异。训练人员应该看到这些差异，有针对性地对视障儿童进行训练，切不可"一刀切"。

3. 顺序性和循序渐进原则

顺序性是指视障儿童动作发展遵循一定的规律和顺序，包括从整体动作到分化动作；从上部动作到下部动作(头尾原则)，即先从头部开始，再逐渐向下至脚趾发展；从粗大动作到精细动作；从中央部位动作到边缘部位动作(近远原则)，即由躯干向四肢，至手指和脚趾发展；从无意动作到有意动作发展①。

循序渐进是指视障儿童粗大和精细动作技能的训练应当遵循上述顺序以及视障儿童发展粗大和精细动作发展的里程碑②③，逐步推进、不可急于求成。同时当儿童已经熟练掌握某项活动时，也应该及时调整任务，让儿童的运动技能在最近发展区内稳步提升。

4. 趣味性原则

运动本身可以使儿童身体兴奋，家长和训练人员应该利用好这一点，在进行训练时应根据儿童的发展水平选择难度适宜、能够使儿童获得成就感、激发儿童兴趣的任务。同时，应将活动根据学生的兴趣和能力水平进行多种形式的变换和调整，避免枯燥单一的重复性训练。

除此之外，家长和训练师应引导和鼓励儿童培养几项体育兴趣，养成

① 唐敏，李国祥主编.0~3岁婴幼儿动作发展与教育.上海：复旦大学出版社，2011：10-11.

② 粗大动作发展里程碑：https：//www. wonderbaby. org/articles/development - charts#gross - motor.

③ 精细动作发展里程碑：https：//www. wonderbaby. org/articles/development - charts#fine - motor.

坚持进行体育锻炼的习惯，如游泳、健走、跑步、跳绳等。

5. 尊重儿童意愿原则

训练活动应以儿童为主体，充分尊重儿童的意愿，如果儿童不愿参与，训练人员不应硬性强迫。

但在尊重儿童意愿的同时，家长往往会走入另一个误区，即孩子一不愿意，家长就完全放弃。这实际上也违背了早期干预的初衷，因为学龄前的儿童很多时候是随性而为，缺乏对活动意义的理性判断，家长不能一味"听从"孩子，而是应该有策略地提高儿童的参与度。此时家长和训练者不宜只是给予指令，而是应该尽可能多地提供两种及两种以上的活动供儿童选择，所提供的多种选项都是在家长和训练师的训练规划当中的。让儿童自己选择一项活动，往往比成人直接要求其进行一项活动更能激发儿童的参与度——这实际上也是对视障儿童早期自我决定能力的培养。

6. 适宜性原则

在训练时应该设计适宜的任务难度、训练时长和训练强度，避免造成儿童肌肉、骨骼的损伤。

其次，训练人员也应该考虑到视障儿童身心发展的特殊性，在环境的设计、材料的选择、提供的帮助等方面都要适合视障儿童的特点。如对于低视力儿童，应该选择大号、颜色对比明显的目标物；对于全盲儿童可以选择声源代替视觉提示。

7. 安全性原则

保障安全是开展训练的前提，也是最重要的工作之一。首先，应创设一个安全的活动环境。如在进行粗大运动训练时，应注意提供运动垫防止儿童在运动时跌倒、撞伤。其次，积极开展安全教育。如在进行精细运动时往往会用到一些细小的材料和物件，要告诉儿童不要把它放入口中，防止误吞。再次，帮助儿童养成良好的行为习惯，避免慢性损伤，减少意外事件的发生①。

8. 整体—部分—整体原则

在儿童初次学习某个动作时，首先应该让视障儿童对训练内容有整体的感知。针对低视力儿童可以在其视力可及的范围里展示整套动作，针对盲童可以让其通过触摸学习动作，同时用尽可能生动形象的语言描述整个

---

① 唐敏，李国祥主编. 0~3岁婴幼儿动作发展与教育. 上海：复旦大学出版社，2011：10-11.

过程和细节。其次，把动作进行分解，指导儿童小步子学习和练习。待各个环节都掌握熟悉后，应将各部分整合成为一个整体进行练习和变化式训练。

9. 分步序列原则

对于视障儿童而言，让日常活动形成例行的程序，对活动建立起较为固定的程序和步骤有利于儿童掌握和学习，有助于儿童的独立。因此在进行动作训练时，可以将训练活动分步，这些步骤可以让儿童对未来发生的事情心中有数，同时，重复这些步骤可以帮助儿童习得技能和树立信心。

10. 独立性原则

鼓励视障儿童独立，减少不必要的帮助。如在对视障儿童进行站立训练时，某些儿童需要少量的肢体协助才能站起来，家长和训练师可以给予必要的协助，如可以教儿童借助桌椅或者身边的物体站起来，切忌直接将儿童拉起。但同时也应注意，当儿童积极努力仍然有"过不去的坎"时，家长和训练人员应该给予及时和恰当的帮助，以免损害儿童运动训练的积极性。

11. 自然性原则

儿童的运动训练应和儿童的日常生活活动相联系，如选择儿童的日常活动作为训练内容、在儿童熟悉的场所进行训练。同时，也可以对一些游戏活动进行功能性的运用，如在开展了手指对捏的训练后，可以让儿童练习用夹子夹袜子、把信件装进信封等。

（二）运动训练的方法

1. 感知法

感知法是指视障儿童通过触摸训练者的示范动作或通过训练者纠正其错误动作，帮助视障儿童形成正确动作概念的一种训练方法。视障儿童由于视觉受限，难以通过双眼直接观察学习，因此训练人员应该做出正确和恰当的动作示范，并鼓励儿童积极调动听觉、触觉、平衡觉等其他感知觉和生理功能来感知事物。

2. 口头指示法

口头指示法是指用简明的语言，指导视障儿童完成动作或进行练习的一种方法。在对视障儿童进行运动训练时，将动作和简单明确的口令结合有利于儿童记住动作和自主练习。

3. 语言描述法

语言描述法是指训练者通过具体、形象的语言描述，唤起视障儿童头脑中已有的记忆表象，从而使他们能理解词语内涵的训练方法。在对视障儿童进行动作训练时，应该选择通俗易懂、具体形象的语言描述动作的要领和练习的方法，注意重点突出、语气和语调亲切自然。

4. 分解法

分解法是指在训练过程中，把难度较大的动作或一个完整的动作分解成几个步骤分别进行训练。对于视障儿童而言，分解法可以把原本复杂的任务化繁为简，小步子学习，利于儿童掌握。

5. 整体法

整体法是指从动作开始到结束，不分部分或段落，完整地传授动作技术的一种方法。对于学龄前视障儿童，在学习一些简单的步骤较少的任务时，可以运用整体法直接进行教学；大多数时候需要将整体法和分解法结合使用①。

二、运动技能训练的内容和活动示例

（一）粗大动作训练内容和活动示例

粗大动作是由身体大肌肉或肌肉群完成的动作，包括了身体稳定、移动和操作性，共17项主要的技能，分布在六大领域，分别是：俯卧、仰卧、坐立、站立、行走、爬楼梯。俯卧包括控制头部的俯卧、用前臂支撑的俯卧、头部控制、伸展臂膀的俯卧、抓、滚、俯卧到仰卧、俯卧到侧卧、腿脚交替向前爬、移动到坐立、四肢匍匐向前等。仰卧包括仰卧时控制头部、拉起来坐立、头往后仰、头不往后仰、滚、仰卧到俯卧、仰卧到侧卧、仰卧时移动到坐立等。而坐立包括坐立控制头、坐立时需他人帮助、坐立时不需他人帮助三个方面。站立包括移动站立、拉起来站立、从地板上爬起来、站立时需要帮助、站立时不需要帮助等。在行走方面，包括行走需要帮助和行走不需要帮助二者。步伐包括向前或向后走两种。粗大动作的发展可以预测良好精细动作的发展。

学龄前视障儿童粗大动作的训练内容主要包括头颈部动作训练、四肢训练、变换体位训练、翻身训练、坐的训练、爬的训练、站的训练、走的训练以及其他动作技能的训练等。

———————————

① 中国盲人协会 . http：//www. zgmx. org. cn/newsdetail/d－29676－0. html，2008－07－19.

1. 四肢动作训练

对于视障婴幼儿而言，家长应注意不要长时间用被子或毯子包裹孩子，而应该多让其在床上或者运动垫等安全柔软的地方自由地踢蹬和活动。家长也可以用手轻轻拍打、抚摸、轻拉儿童的四肢，帮助其放松和舒展动作。

对于年龄较大一些的视障儿童，可以结合活动游戏，如掷沙包、广播体操、有韵律的节拍或音乐来帮助儿童进行四肢动作的训练。

四肢动作训练的活动示例

活动名称：掷沙包。

训练技能：投掷。

活动器材：沙包、声源、空塑料瓶、空盒、纸袋。

活动步骤：

（1）让儿童舒适地坐在地板上。

（2）给儿童一个沙包并让他扔向目标物。

（目标物的要求：①目标物可以是会被击倒的物品；②为低视力儿童准备色彩鲜艳且大的目标物，为盲童准备一个声源作为目标物。）

活动变式：

（1）改变儿童与目标物的距离。

（2）变换儿童的体位：坐着、跪着、站着。

（3）变换目标物。

（4）变换投掷的方式：低手投掷、过肩投掷。

注意事项：

（1）在安全的地面（如运动垫）进行，防止儿童跌倒或者撞击障碍物。

（2）注意不要让沙包打到人和其他物品。

（3）在需要的时候提供协助。

2. 头颈部动作训练

对于尚未行走的婴幼儿，需要家长引导儿童进行头部的运动。家长可以将孩子竖着抱起，引发儿童颈部活动。当儿童俯卧时，家长也可以在儿童上方提供一个声音刺激，如摇晃有声响的玩具、叫他的名字、放音乐等，引导儿童通过头颈部的转动去寻找声源。

对于开始行走的儿童，需要注意引导儿童行走时抬头挺胸，也可以通过在儿童身后叫他名字的方式引导儿童进行扭头的练习。

3. 体位变换

不同的体位可以使儿童不同部位的肌肉得到锻炼。因此，对与年龄较小的儿童，家长应该在一天之内帮助其多次交替仰卧和俯卧的姿势，时常帮助儿童活动四肢，如有节奏地抬起和放下双腿。

4. 翻身训练

对于年龄较小的婴幼儿，家长可以先让其处于俯卧姿势，然后将儿童双腿交叉，轻轻把他翻过身来。稍大一点时，家长应该逐渐减少帮助，可以用手托住臀部的方式帮助儿童学会翻身。再大一点的时候，只要在儿童身后给一个声源（如有声响的玩具）儿童就会努力转过身来去够玩具。

5. 坐的训练

当视障儿童处于 4～6 个月大时，家长可以拉着儿童的手帮助其坐起，但是这时候儿童还不会保持独立坐姿，因此需要在其背后垫一个柔软的靠垫。由于儿童背部肌肉发育尚未完成，因此起初保持坐姿时间不宜太长，5 分钟左右即可——这也是前文中提到的"成熟准备原则"。随着儿童肌肉发育逐渐完善，可逐步延长坐的时间并逐渐撤去靠垫。

到 7～9 个月时，儿童已经可以尝试将自己调整到坐姿，家长此时应该注意教授其正确的坐姿，并养成良好的习惯，防止因为不良坐姿带来的慢性伤害。如不鼓励儿童"W"形坐姿，"W"形坐姿会对膝盖造成不必要的压力，使跟腱绷紧，两边髋关节松散，严重的时候甚至会脱臼（图 4－1）。

6. 爬行训练

爬行能力对于儿童发展的意义重大。一方面，爬行是全身的活动，可以训练到全身的肌肉、平衡和手眼协调；此外，爬行还有利于视障儿童探

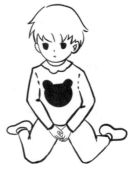

图 4－1　"W"形坐姿

索身体以外的环境，增加与环境的互动，进而促进大脑发育、建立空间意识、促进交往能力的发展等。视障儿童在 4～6 个月大的时候开始学习爬行，此时家长不要"拔苗助长"，急于让儿童直立行走，研究表明未进行充分的爬行训练的孩子在长大后动作笨拙，反应迟钝，游戏能力不如同龄人。

当儿童可以俯卧用双手支撑起身体的时候，他就可以开始学习爬行了。当儿童俯卧的时候，在其身侧靠近腰部的地方放上一些玩具，帮助他一手支撑身体，另一只手去够玩具（图 4－2）。

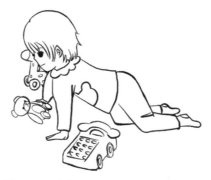

图 4 - 2　爬行训练——单手支撑身体

让儿童俯卧在家长的一条腿上，此时儿童的手臂是伸直的，腿是弯曲的，慢慢摆动腿部，一手轻轻按住他的肩膀和后背，帮助他把身体重心在两侧间转换（图 4 - 3）。

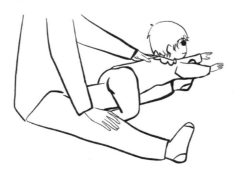

图 4 - 3　爬行训练——身体重心转换

也可让儿童横卧在家长的一条腿上，在儿童左前方和右前方双手能够到的范围内放上玩具，鼓励他分别用两只手去拿那些玩具（图 4 - 4）。

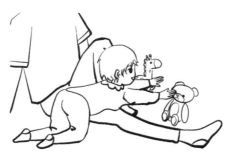

图 4 - 4　爬行训练——解放双手

如果儿童在爬行过程中手臂和腿部撑不住，家长可以用手或毛巾轻轻托起孩子的腹部，帮助其用四肢把身体撑起来，调整重心，模拟爬行的动作。当儿童向玩具移动时，拉直毛巾的两侧交替上提，这样他就会学着在身体两侧之间转移重心。当其爬行能力逐步加强时，给他的帮助也可以相应减少（图4－5）。

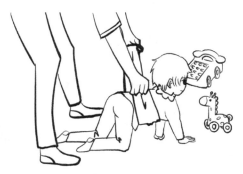

图4－5　辅助儿童进行爬行训练

当儿童在没有外界帮助也能保持爬行姿势时，为了鼓励其爬行，可使用能够吸引儿童的玩具，放在儿童前方不远处，鼓励他往前爬并伸手去够玩具。待儿童逐渐熟练，可以增加玩具和儿童的距离，引导儿童朝各个方向爬，通过有意思的活动增加爬行的趣味性。当儿童可以很轻松地爬行时，可鼓励他爬楼梯。把他的手放在楼梯的第一阶，带着他往上爬。然后再让其用屁股着地转身爬下来。需注意的是必须保证儿童爬行的地方都是干净的、安全的。

爬行训练的活动示例

活动名称：坦克履带。

训练技能：爬行、肌肉力量。

活动器材：上下两端切除的大型瓦楞纸箱、玩具保龄球瓶。

活动步骤：

（1）儿童爬入没有底的纸箱，将它作为坦克的履带，向前或向后爬行。

（2）准备一个目标物让儿童去撞倒，如玩具保龄球。

活动变式：

（1）变换纸箱经过的地面（如若干沙包、枕头、泡沫块等）。

（2）提供一个声源，让儿童朝向声源移动。

注意事项：

（1）在安全的地面(如运动垫)进行，防止儿童跌倒或者撞击障碍物。

（2）在需要的时候提供协助。

7. 站立训练

家长在抱孩子的时候，可以自己先坐下，然后双手放在孩子腋下，帮助孩子站在自己的大腿上；慢慢抖动大腿，让孩子轻轻地上下跳动，这样他可以慢慢感受到自己的双脚动作变化；家长也可以扶着孩子身体向两侧左右晃动，让他学习如何转移身体重心。

家长还可以两腿分开坐在地上，鼓励孩子抓着大人的手从爬卧的姿势转换到跪着的姿势，再慢慢到站着的姿势。此时儿童需要把身体的重心转移到臀部以维持身体的稳定(图4-6)。

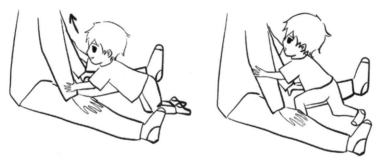

图4-6　站立训练

7~9个月时，可以尝试让儿童借助栏杆、板凳、学步车、沙发等一切物体作为支撑物，寻找站立的感觉。家长应该鼓励儿童自己寻找支撑物站起来，尝试找到平衡。待儿童熟悉后(10~12个月)，可以结合一些有趣的活动训练儿童站立，在掌握双腿站立后还可训练单腿站立。

孩子学会站起来后，还要教他从站着的姿势转换到坐着的姿势。在孩子蹲下的时候，应托住他的臀部给他支撑。

站立训练的活动示例

活动名称：魔力陷阱。

训练技能：从蹲姿变换成站姿。

活动器材：呼啦圈。

活动步骤：

（1）让儿童双脚站立在呼啦圈内，告诉他这是一个魔力陷阱，无法跳出去。

（2）告诉儿童要蹲下，然后抬起呼啦圈高过头的高度，从呼啦圈底下钻出来。

活动变式：

（1）变换器材：把呼啦圈替换为绳圈、丝带圈、毛线圈或者纸带。

（2）双脚站立改为单脚在呼啦圈内。

注意事项：

（1）在安全的地面（如运动垫）进行，防止儿童跌倒或者撞击障碍物。

（2）此活动适合于已经可以独立站立较长时间的视障儿童，但在需要的时候仍然需要提供必要的协助。

8. 行走训练

家长与儿童面对面站立或者站在儿童身后，让其站在自己的脚上，并拉着儿童的手腕，同步移动，让儿童感受如何行走，逐渐学会如何在移动中保持平衡。待儿童掌握后（10～12个月大时），可以让他沿着墙或栏杆尝试独立前行，家长在前方用一个发声的玩具吸引注意或者拍掌鼓励。在儿童有初步平衡能力以后，可以拉着手，带着他四处走动。此时家长还可以教儿童使用玩具推车、学步车、爆米花机、玩具购物车等辅具（详见本书其他章节），甚至是推着纸箱（不能太轻或太沉）、盒子等常见物品前行。家长应设计一些游戏活动增加行走的趣味性，帮助视障儿童掌握行走的技能。

孩子学会走路后，家长应注意帮助其养成良好的行走习惯，如抬头挺胸，鼓励儿童独立行走减少依赖，鼓励儿童在家长陪伴下到户外行走。此外，还要仔细想一下家中或者附近有没有可能危及孩子安全的地方，考虑如何让孩子更加安全地行走。

行走训练的活动示例

活动名称：我能像那样走。

训练技能：向前/向后行走、侧向行走、跪、爬、站立、跳跃。

活动器材：无。

活动步骤：

（1）播放有节奏的音乐或让儿童有节奏地拍手。

（2）儿童听指令开始或停止动作。

（3）儿童以各种不同的方式行走。

（为低视力儿童在终点设立一个醒目的提示牌；为全盲儿童在终点设置一个声源提示。）

活动变式：

（1）变换行走的速度。

（2）行走变为爬行或跪着走；模仿动物行走，如像鸭子一样摇摇摆摆。

（3）变换行走的速度。

注意事项：

（1）在安全的地面（如运动垫）进行，防止儿童跌倒或者撞击障碍物。

（2）在需要的时候提供协助。

9. 其他粗大运动技能训练

在熟练掌握行走的基础之上，可以教儿童跑、跳、蹲走、骑车等运动，培养儿童运动的兴趣和习惯，促进视障儿童粗大动作技能的发展。

跑、踢训练的活动示例

活动名称：踢纸盒。

训练技能：重量转移、跑。

活动器材：牛奶纸盒、会发出声音的小物件。

活动步骤：

（1）给儿童一个空的牛奶纸盒（里面会放一些会发出声音的小物件，如铃铛）。

（2）让儿童踢纸盒，跑过去，再踢（如果任务太难，就把物品放在儿童脚前让他去踢）。

（3）在房间的两边设立目标区，每次儿童把纸盒踢过目标区计1分。

活动变式：

（1）双脚更换踢。

（2）变换器材：把纸盒换成豆子袋、圆筒盒、各种球等。

（3）当儿童对上述物品都熟悉后，可带他认识各种球类，一开始先使用软布球、泡沫塑料球、纸球等进行活动。

注意事项：

（1）在安全的地面（如运动垫）进行，防止儿童跌倒或者撞击障碍物。

（2）在需要的时候提供协助。

（3）此训练也可结合听觉定位训练一起进行。

跳跃训练的活动示例

活动名称：跳呼啦圈。

训练技能：跳跃、重量转移、平衡等。

活动器材：呼啦圈。

活动步骤：

(1)可伴随有节奏的拍手或有节奏的音乐。

(2)将呼啦圈平放在地面上。

(3)让儿童向前跳进呼啦圈中，再跳出去。

活动变式：

(1)改变跳入姿势：侧向跳入、后退跳入；单脚跳改为双脚跳；跳跃改为踏入。

(2)将呼啦圈排成一列，儿童从一个圈踏入，再跳到下一个圈。

(3)改变呼啦圈之间的距离。

(4)将呼啦圈排成两排。

注意事项：

(1)在安全的地面(如运动垫)进行，防止儿童跌倒或者撞击障碍物。

(2)尽可能地将呼啦圈固定在地上，以免儿童踢到或踩到呼啦圈导致位移后摔倒。

(3)在需要的时候提供协助。

(二)精细动作训练内容和活动示例

精细动作是指个体主要凭借手部开展的小肌肉或小肌肉群的运动，在感知觉注意等多方面活动的配合下完成的动作，如绘画、书写等。精细动作主要包括够拿、抓握和放拿三部分的训练。够拿(reach)包括俯卧、仰卧和坐立时的够拿；抓握包括抓握管子形状的物体、球状的物体，也包括具备剪刀手的能力，表现为拇指和食指捏住物体及拇指和其余手指配合捏住物体的能力；放拿包括不自觉的和自觉的抓和放；最后还包括系统地协调使用手臂的情况，当用一只手操作物品时，用另外的一个手臂帮忙扶稳固定。维持抓握的能力是导盲随行和盲杖技术当中的重要组成部分。这三项技能以层级的方式并列呈现出来，这些技能的呈现也是伴随着儿童发展出俯卧、仰卧和坐立的动作而发展出来的。

精细动作的发展对视障儿童成长具有重要意义：一方面，精细动作是儿童掌握基本学习技能与生活技能的重要基础①；另一方面，早期精细动作技能良好发展有利于脑结构和功能的成熟，进而促进认知系统发展②。

精细动作能力的训练应与粗大运动训练相结合：如在握、捏拿、放下等动作的训练时，可以同时练习儿童的坐位或立位平衡以及肌肉力量的训练，当他们能够独坐、独站且比较稳定不再需要上肢保持身体平衡，肩、肘、腕、手部的力量足够后，才能使精细动作的训练更有效。

训练时应使用具备多种训练功能的器材，选择富有吸引力的训练物，尽可能地利用儿童的剩余视力、听觉和触觉，如颜色鲜艳的在挤捏后会发出响声的触觉球，还可以是带有颗粒感、波纹感或其他质地的材料，从而促进视障儿童手眼、手耳协调能力以及触觉的发展。

学龄前视障儿童精细动作能力的训练应特别关注触觉识别能力的训练。通过触觉训练，儿童可以获得物体的质地、形状、大小、温度、软硬程度等信息。随着经验的积累，视障儿童还可以获取更多物体所传达的信息，如文字、抽象图形等。研究表明，手识别能力的发育是与手的动作发育密切相关的，通过新获得的动作技能，手的感知功能也会越来越精确。手的这种能力不但为今后儿童使用工具提供基础，同时也帮助他们认识某类物体的共性，从而为今后对事物进行表象概括和概念的产生准备条件。对于视障儿童来说，触觉识别能力以及双手协调能力的发展也是他们今后学习盲文的基础。

学龄前视障儿童精细动作能力的训练内容如下：

1. 引导儿童认识并了解自己的手

家长可以通过捏孩子的手、帮助孩子做手指操、手指游戏等方式让孩子知道手的各部分组成和功用，鼓励儿童自行探索，认识自己的双手。

2. 帮助儿童触摸物体

视障儿童由于视觉受限，本能地不敢主动去触碰，但他们恰恰需要借助触觉来进行感觉补偿，因此在早期积极引导其通过触摸去探索未知世界是十分必要的。在 7~9 个月大时，家长可以让儿童尝试去触摸和分辨不同

---

① Grissmer D, Grimm K J, Aiyer S M, et al. Fine motor skills and early comprehension of the world: Two new school readiness indicators. Developmental Psychology, 2015, 46 (5): 1008 – 1017.

② 李斐, 颜崇淮, 沈晓明. 早期精细动作技能发育促进脑认知发展的研究进展. 中华医学杂志, 2005, 85(30): 2157 – 2159.

的形状、质地和纹理，培养触摸的兴趣，丰富儿童的感知经验，让儿童感知到触觉世界的奇妙与多样。

3. 抓握活动

年龄较小的婴幼儿的手常常呈握拳形状，家长可以帮助孩子掰开手指，按摩、活动和拍打孩子的手。待孩子稍大一些时，可以在儿童眼前放置一个鲜艳且有声响的玩具，吸引孩子去拍打和抓握玩具，或者带孩子去充满海洋球的娱乐室，孩子会有抓不完的海洋球。

家长也可以和日常活动结合（如让儿童自己抓握奶瓶喝奶）、拿零食、搭积木等，也可以结合一些有趣的活动，练习双手、单手抓物、拿起和放下、五个手指同时抓紧东西不放等。

抓握活动示例一

活动名称：乡下鸡蛋。

训练技能：抓握、手指释放物件。

活动器材：空的纸盒、不同大小的珠子、铁罐。

活动步骤：

（1）儿童在桌边坐好。

（2）在儿童左手处放一个空的纸盒，每个空纸盒中放一颗珠子。

（3）指导儿童（口头/带手做）用右手一次拿出一颗珠子。

（4）让儿童将珠子放进铁罐中，罐子放在右手处，珠子下落时的声响会给儿童一个回应。

（5）所有珠子都拿出后，调换方向（如纸盒在右，铁罐在左）。

活动变式：

（1）把珠子替换成各种不同的物品。

（2）根据儿童的剩余视力情况，结合视功能训练活动，要求儿童拿取指定颜色的物品。

注意事项：注意不要让儿童吞食小物品。

功能性运用：物品分类、把东西装入信封等。

抓握活动示例二

活动名称：纸盒钉板。

训练技能：抓握、插孔。

活动器材：彩色带孔纸盒、彩色玩具钉（图4-7）。

活动步骤：

（1）儿童在桌边坐好。

（2）给儿童几个玩具钉。

（3）指导儿童把玩具钉插入彩色纸盒的孔中，再拔出。

活动变式：

（1）变换玩具钉的大小。

（2）增加孔的数量，让儿童用玩具钉连成某个形状，如三角形。

（3）根据儿童的年龄，可结合前盲文技能的训练开展此活动。

注意事项：注意选择安全的玩具钉，不要让儿童用玩具钉戳到自己或他人。

功能性运用：插钥匙开门。

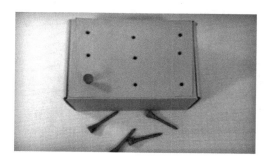

图 4-7　纸盒钉板

引自：https://www.wonderbaby.org/articles/toys-for-fine-motor-development.

4. 手腕活动

对于年龄较小的儿童，家长可以帮助儿童转动手腕；待儿童稍大一些的时候，家长可以结合日常生活活动，如翻书、拧杯盖、开锁等来活动儿童的手腕，也可以参考下列游戏活动。

手腕活动示例一

活动名称：盖子匹配。

训练技能：手腕转动、旋拧动作、左右手配合等。

活动器材：不同形状、颜色和材质的有盖容器（图 4-8）。

活动步骤：

（1）儿童在桌边坐好。

（2）桌上摆放 2 个大小、颜色不同的瓶子，把盖子拧下，盖子放在一起，瓶子放在一起。

（3）成人示范如何选盖和盖盖子。

（4）儿童自行探索把盖子盖上，再旋下来。

活动变式：

（1）增加瓶子的数量和色彩。

（2）将一些盖子拧紧。

注意事项：尽量不要使用易碎的瓶子，或者对于儿童来说过重和过大的瓶子，防止受伤。

功能性运用：钥匙开锁。

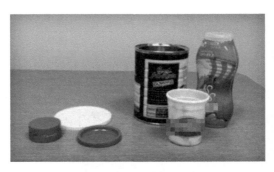

图 4-8　瓶罐和盖子

引自：https://www.wonderbaby.org/articles/toys-for-fine-motor-development。

手腕活动示例二

活动名称：揉面团。

训练技能：精细动作的能力、手及手臂动作（如腕部旋转）、双手交互使用。

活动器材：水、盐、面粉、擀面杖、塑料碗、平盘、食用色素、饼干模型。

活动步骤：

（1）将塑料碗放在防滑垫上，协助儿童将一杯盐和一杯面粉倒入塑料碗。

（2）儿童用手或者木勺将盐和面粉完全搅拌均匀。

（3）儿童缓慢地加入一杯水（同时继续搅拌，直至顺滑、有弹性、不黏手）。

（4）将面粉团放置在撒了面粉的平坦表面。

（5）教儿童使用擀面杖，并将面团擀平。

（6）儿童用双手、器具或饼干模型去擀、压、揉面团。

活动变式：

（1）在加入盐和面粉混合之前，滴几滴食用色素在水里。

（2）使用黏土练习如何擀、压、揉。

注意事项：对于触觉敏感的儿童可采用其他儿童能接受的材料，但不宜强迫。

功能性运用：烘焙等日常生活技能。

5. 手指对捏

手指灵活性对于视障儿童日后的盲文书写非常重要。年龄较小的孩子可在家长协助下练习手指对捏的动作，稍大一些的孩子可以通过穿珠训练、捡绿豆、套橡皮筋、拧螺母等来训练三指和二指对捏的技能。

手指对捏活动示例一

活动名称：衣夹活动。

训练技能：手指对捏。

活动器材：小型晾衣桶、衣服形状的卡片、小件衣服（各种颜色的材质）、各种颜色的衣夹（图4-9）。

活动步骤：

（1）儿童在桌边坐好。

（2）把各种颜色的衣夹夹在一个小桶上，放在儿童左侧；衣服卡片放在儿童右侧。

（3）给儿童示范当我们要晾衣服时应该如何夹衣服。

（4）儿童尝试如何夹衣服。

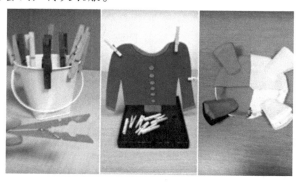

图4-9：衣夹练习

引自：https://www.wonderbaby.org/articles/toys-for-fine-motor-development。

活动变式：

（1）指定儿童用某种颜色的衣夹，夹某件衣服。

（2）把衣服卡片换成儿童自己的小件衣服/袜子。

注意事项：选择塑料的安全性更高的夹子；此活动需首先确保孩子手指肌肉力量充足。

功能性运用：帮爸爸妈妈晾晒衣服。

手指对捏活动示例二

活动名称：给怪物喂食。

训练技能：手指对捏。

活动器材：空抽纸盒/纸巾盒、装饰物、各种形状和颜色的小纸片（图 4 - 10）。

活动步骤：

（1）儿童坐在桌子旁边。

（2）告诉儿童这个装饰过的抽纸盒是一个饥饿的怪兽，不同颜色和形状的小纸片是各种不同的食物。

（3）给儿童示范如何给怪兽喂食。

（4）让儿童自己探索喂食。

活动变式：

（1）告诉儿童现在怪兽想吃什么。

（2）变换纸片的形状和大小等，也可以换成弹珠、豆子等。

注意事项：

（1）防止儿童被纸片刮伤，防止儿童吞噬小物件。

（2）此活动需要儿童首先具备象征性游戏理解的技能。

功能性运用：从地上捡起小片垃圾扔进垃圾桶。

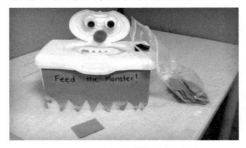

图 4 - 10：改造后的空纸巾盒

引自：https://www.wonderbaby.org/articles/toys - for - fine - motor - development。

6. 其他手部灵活性活动

在熟练掌握以上技能的基础之上，还可以教儿童折纸、剪纸、搭积木、学习手指操等，进一步促进视障儿童精细动作的发展。

剪纸训练活动示例

活动名称：用剪刀剪纸。

训练技能：交互运用双手（一只手稳住，另一只手做动作）、计划精细动作的能力。

活动器材：剪刀、不同厚度的纸。

活动步骤：要儿童用剪刀剪纸。选择适合儿童能力的活动。

活动变式：

（1）在教师的帮助下剪纸。

（2）在纸上使用其他材料为儿童提供各种触觉提示，有助于视障儿童引导剪刀的方向，例如使用液体胶沿着所剪图形的轮廓画一圈，待凝固后可形成凸起。

（3）剪出各种形状。

注意事项：

（1）确保儿童了解剪刀非常危险，知道使用时不能挥舞玩耍。

（2）使用为儿童专用的安全剪刀。

功能性运用：撕纸、折纸、使用直尺或平直的边缘。

弹指训练活动示例

活动名称：弹乒乓球。

训练技能：手指的使用、掌心朝下。

活动器材：乒乓球。

活动步骤：

（1）儿童在长桌边坐好。

（2）儿童面前一次放一颗乒乓球，要他以掌心朝下的姿势用手指（食指顶着拇指推出去）将乒乓球弹向墙壁（目标物的要求：①目标物可以是会被击倒的物品；②为低视力儿童准备色彩鲜艳且大的目标物，为盲童准备一个带声音的、易被击倒的物体作为目标物）。

活动变式：

（1）更换不同的物品给儿童弹，如纸团、钱币、棋子、各种不同的球。

（2）改变弹球放在儿童面前的距离。

（3）两个儿童比赛谁能够将硬币弹得离目标物体最近，或离桌子边缘最近（需要力度的控制）。

注意事项：注意不要让球打到其他儿童或者物品。

功能性运用：折纸、使用胶带。

（三）综合训练内容和活动示例

儿童的身体应该是一个协调一致的整体。因此，除了对视障儿童粗大运动、精细运动进行局部训练外，还应该注重对儿童的感觉统合，对儿童的大小肌肉、触觉、本体感觉、前庭觉等进行综合训练。

综合训练活动示例一

活动名称：走平衡木。

训练技能：平衡能力。

活动器材：平衡木、枕头。

活动步骤：

（1）儿童站在平衡木上。

（2）让儿童在平衡木上做各种动作：前行/后退、侧向走、用脚尖走、双臂平伸、拿东西走、转身等。

活动变式：

（1）改变平衡木的长度/宽度/表面粗糙度。

（2）对于低视力儿童，可在墙上挂一个与视线水平的目标物，让儿童凝视。

（3）在平衡木上设置障碍物，如跨越一个枕头。

注意事项：

（1）在安全的地面或运动垫上进行，防止儿童跌倒或者撞击障碍物。

（2）在需要的时候提供协助。

综合训练活动示例二

活动名称：推球上墙。

训练技能：运用双手轮流做同一件事、腕部伸展、上肢的力量与活动。

活动器材：塑料球。

活动步骤：

（1）让儿童面对墙壁坐好并把手指按在球上。

（2）让儿童推球滚动，双手交替推球，将球推上墙。

活动变式：

（1）使用各种不同的球。

（2）儿童改坐姿为站姿。

注意事项：注意不要使用对于儿童而言太重的球，不要让儿童跌倒。

功能性运用：任何需要双手同时/轮流做的动作。

综合训练活动示例三

活动名称：拔河。

训练技能：重量转移、肌肉力量、重心稳定。

活动器材：绳子、呼啦圈、弹力拉绳。

活动步骤：

（1）两个儿童面对面坐下，腿伸直，两个人脚顶着脚各拉住绳子的一端。

（2）在口令下，同时往各自的方向拉。

活动变式：

（1）变换绳子为呼啦圈、弹力绳等。

（2）在绳子或者弹力绳之类的器材两端打结或添加拉环，有助于儿童抓握。

（3）变换坐姿为双腿跪、单腿跪、背对背站着等。

注意事项：

（1）在安全的地面或运动垫上进行，防止儿童跌倒或者撞击障碍物。

（2）若使用有弹性的器材（如弹力绳）要小心松手时绳子弹射他人。

（3）在需要的时候提供协助①。

三、运动技能训练材料和环境的选择

（一）训练材料的选择

在为学龄前视障儿童选择训练材料时，一方面应该遵循适宜性原则，充分考虑到视力障碍的感知觉特点，训练材料要能够为视障儿童视觉、听

---

① 美国柏金斯盲人学校．柏金斯活动教学指南——视觉多重障碍学生家长与教师教导手册．张元良，余月霞等译，2015，3－1－3－93.

觉、触觉等方面提供必要的刺激；另一方面还应该遵循注重个体差异的原则，根据视障儿童视觉障碍程度、年龄大小、个性特征、兴趣爱好等选取不同的训练物（图4-11）。

视障儿童训练材料示例

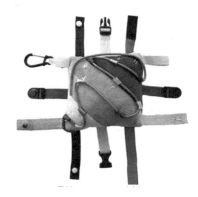

图4-11 帮助儿童练习如何扣各种纽扣和锁扣的精细运动玩具

引自：https：//www. amazon. com/toys - blind - children/s？k = toys + for + blind + children。

适宜年龄：3~7岁

由一个大塑料瓶、各种颜色的积木、魔术贴组合而成，当把积木扔入瓶中时，发出的声响会使视障儿童有听觉反馈（图4-12）。

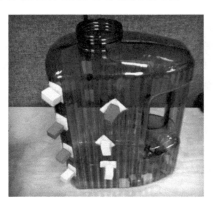

图4-12 自制精细动作训练教具

引自：https：//www. wonderbaby. org/articles/toys - for - fine - motor - development。

乐器套装可为视障儿童提供各种不同的听觉刺激（图 4 - 13）。

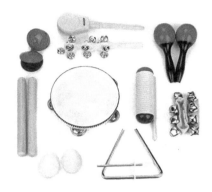

图 4 - 13　儿童乐器套装

引自：https：//www. amazon. com/toys - blind - children/s？ k = toys + for + blind + children。

适宜年龄：1 ~ 2 岁。

每个彩色按钮都对应了一个凸起的形状，空白处有盲文，该玩具提供了多种感官刺激，也有助于视障儿童学习形状、颜色和盲文（图 4 - 14）。

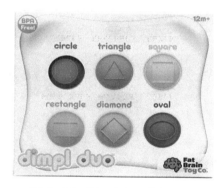

图 4 - 14　Dimpl Duo 益智玩具

引自：https：//www. amazon. com/toys - blind - children/s？ k = toys + for + blind + children。

（二）训练环境的选择

在为视障儿童选择训练环境时，需要考虑训练环境的采光照明、对比度、背景简明，这样便于低视力儿童利用剩余视力；训练环境要安静，便于儿童听清指令，气氛应轻松自然；训练环境应该注意保障视障儿童的安全，如在墙壁和桌椅角贴上防撞贴；由专门的训练环境逐渐过渡到儿童生活和活动的自然环境，鼓励视障儿童在户外活动中随时随地进行训练。

视障儿童训练环境示例

这个角落的墙壁是用魔术贴和纸板制成的感官训练板，儿童可以坐在大龙球上来回摇晃或弹跳，自行探索选择感官刺激（图4－15）。

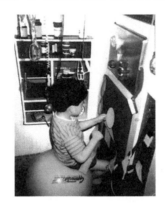

图4－15　视障儿童感官训练角

引自：https：//www.wonderbaby.org/articles/activity－centers。

可由纸板、石膏板、木板、塑料板等不同材料制成。在箱壁上设置许多不同的感知觉器材供孩子探索（图4－16）。

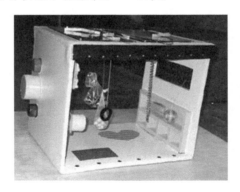

图4－16　视障儿童感觉训练箱

引自：https：//www.wonderbaby.org/articles/activity－centers。

此外，需要强调的是家庭的养育观念、运动习惯、运动环境的创设与视障儿童的运动能力发展息息相关。如果家庭过分担忧视障儿童受伤而采取"保护"的态度，就可能错过很多儿童发展运动能力的机会；如果家庭的多数成员没有运动的习惯，而是喜欢安静地待在家中，那么儿童也难以形成运动的习惯；如果家长没有想办法来创设运动环境，视障儿童可能就由于缺乏运动的器械、适合的场地和环境而失去运动的机会。因此，鼓励家长和视障儿童共同运动，在运动中进一步加强儿童和家长之间的感情交流，形成良好的亲子关系和家庭氛围。

【拓展1】学龄前视障儿童运动能力的评估

学龄前视障儿童运动能力的评估首先应遵从以下几个原则：

一是适切性原则。在选择评估工具的时候，要考虑评估的对象和评估适用范围是否匹配。针对学龄前的视障儿童，很多时候需要结合访谈和观察等方式对其运动发展情况进行综合评定，必要时候也需要对评估工具进行调整。

二是专业性原则。一方面，根据评估的目的和评估对象选择合适的评估工具。另一方面，一些专业性的评估工具和量表需要由作业治疗师、物理治疗师、体育教师等经过培训的有专业资质的人员来进行评估。

三是发展性原则。对视障儿童运动能力水平进行评估的最终目的应该落脚于促进视障儿童运动发展，而不是给儿童贴上某种"标签"。因此在评估时不仅要考虑结果性因素，有时候也需要考虑一些发展性和过程性的因素，用发展的眼光来看待视障儿童。

本附录将从粗大运动能力、精细运动能力和综合运动能力三个方面介绍一些适用于学龄前视障儿童的评估工具。

（一）粗大运动能力的评估

1. 粗大动作发展测试

粗大动作发展测试（test of gross motor development，TGMD）由美国密歇根大学 Ulrich 教授编制，目前已经更新到第三版。适用于评估 3～10 岁儿童的基本动作技能，目前已广泛应用于普通儿童和各类特殊儿童运动能力的评估[1]。其测试内容包括跑、跳、侧滑步、接球、抛球等等[2]。

2. 粗大运动功能评估

粗大运动功能评估（gross motor function measure，GMFM）由美国 Russell

① 焦喜便. 动作教育视角下 3～6 岁儿童粗大动作发展的促进研究. 北京：北京师范大学，2019.

② 李博，刁玉翠，李静，等. 美国粗大动作发展测试（TGMD）解析与启示. 成都体育学院学报，2021，47（02）：58－64.

于 1989 年开发，主要用于测量脑瘫儿童粗大运动发展状况，是目前脑瘫儿童粗大运动评估使用最广泛的量表，实践中将此量表用于评估运动发育迟缓的儿童，也可适用于运动发育迟缓的视多障儿童。测试内容包括了 5 个模块：卧位与翻身、坐位、爬与跪、站立、行走与跑跳①。

3. Alberta 婴儿运动量表

Alberta 婴儿运动量表由加拿大学者 Martha 和治疗师 Darrah 编制，适用于评估 0 ~ 18 个月婴幼儿在行走之前的运动发育状况，该量表以观察法为主，通过日常生活观察判断，考察婴幼儿在俯卧、仰卧、坐姿、站姿四种体位下的运动控制能力。

4. 文兰适应行为量表(VABS)——粗大运动功能分量表

文兰适应行为量表于 1935 年开发，1984 年更名为文兰社会适应量表，2005 年修订为 VABS - 2，适用于 0 ~ 17 岁的儿童。在运动技能的测评中包括了粗大运动功能分量表，共 20 个项目，采用半结构式访谈进行等级评定。

5. 学龄前视障婴幼儿发展性观察和发展性促进量表 - 自发运动分量表

学龄前视障婴幼儿发展性观察和发展性促进量表 - 自发运动分量表(Entwicklungbeobachtung und - foerderung blinder Klein - und Vorschulkinder)(表 4 - 4)。

表 4 - 4　粗大运动评估工具示例

工具名称	《自发运动分量表》②	
适用对象	2 周岁以上的视障儿童	
评估内容		
第一部分：站起、坐起、坐下	(1)支撑、坐起来、坐下	包括：坐姿中的支撑反应(如向后支撑自己)；从仰卧到自主坐起；自主坐下(自己小心地沿着家具坐下来)
	(2)四肢直立与站起	包括：处于四肢直立状态(如自己从俯卧姿势到四肢直立运动)；自己直起身来(从跪姿到直身站立)；独自站起来(如通过一只手的支撑站起来)；向前运动(如滚动、滑行)；借助辅具向前运动(如在滑板上向前运动)等

---

①　王素娟，史惟，廖元贵，等. GMFM 66 在 0 ~ 3 岁脑性瘫痪患儿粗大运动评估中的信度和效度研究. 中华流行病学杂志，2006(06)：530 - 534.

②　Brambring, Michael. Entwicklungsbeobachtung und - foerderung blinder Klein - und Vorschulkinder. Wuerzburg：Edition bentheim, 1999.

工具名称	《自发运动分量表》	
第二部分： 跑和匍匐前进	（1）跑	包括：沿着家具走；自由行走（如常规的抬高脚、常规的双腿站立）；一只手被扶着跑；双手被扶着跑等
	（2）匍匐前进与爬行	包括：匍匐（如向前匍匐、向后匍匐）；爬行（如不协调地爬行、协调地爬行）
第三部分： 跑之后的运动	（1）移动的游戏活动	包括：摇晃向前（如可以在木马上自由摇动、荡秋千）；踢球（任意踢一个球、有目标方向地踢一个球）
	（2）攀爬与登上阶梯	包括：攀爬与登上（如登上一层窄的楼梯、爬上沙发）；爬楼梯/阶梯（如向下滑阶梯、一只手支撑以儿童的步子向下爬楼梯）
	（3）其他走、跑运动类型	包括：带着物体行走（如向前推婴儿车）；快速移动、开车（如骑自行车）；根据示范来做的其他走的运动（如根据示范向后走十步）；跑（如自己跑至少十步）
	（4）蹦跳与跳跃	包括：蹦跳（如单腿跳至少一次）；跳高（如跳高 20 厘米）；向下跳（如扶着向下跳两个台阶）；跳远（如助跑后跳 10 厘米远）

（二）精细运动能力的评估

1. 布欧动作精细度量表

布欧动作精细度量表（Bruininks – Oseretsky test of motor proficiency，BOTMP）用于评估儿童或成人的运动熟练水平，该量表由 4 部分组成，其中在精细动作方面，包括了手部精细动作控制和手部协调。手部精细控制包括了动作精细度和动作整合度；手部协调包括了手部灵活性和上肢协调性，包括了抓握、操作和够物等[①]。该量表也对身体协调性、行走和奔跑等粗大运动进行了评估。该量表目前广泛应用于智力障碍儿童精细运动能力评估。

---

① 肖洪莉．上海市《特殊儿童运动能力评估量表》的编制．华东师范大学，2018.

2. 视障儿童手部技能测试量表

视障儿童手部技能测试量表（The Manual Skills Test for Children with A Visual Impairment，ManuVis）由 Reimer 等人于 1999 年编制，起初只适用于 6～11 岁的儿童，后经过修订适用于测量 4～11 岁视障儿童精细动作的发展。测试内容包括单手技能（如把硬币放在盒子里）、双手技能（如串珠）、写字前任务（如画点）等①。

3. 学龄前视障婴幼儿发展性观察和发展性促进量表－动手能力分量表

学龄前视障婴幼儿发展性观察和发展性促进量表－动手能力分量表（Entwicklungs－beobachtung und－foerderung blinder Klein－und Vorschulkinder）（表 4－5）。

表 4－5　精细运动评估工具示例

工具名称	《动手能力分量表》②	
适用对象	2 周岁以上的视障儿童	
评估内容		
第一部分：基本动手能力	基本手工能力	包括：抓取类型（如钳抓）；拿住放在手中的物体（如用双手握住某个物体）；简单的双手协调；简单的手和物体协调（如有意识地扔掉一个物体）
第二部分：动手能力区分	（1）有功用的目标操作	包括：带物体和容器的操作（如将大一点的物体放在一个更大的容器中）；手和工具的协调（如有节奏地用双手击鼓）；打开与关闭（如打开与关上抽屉）；转动（如反向转动玻璃杯盖子）；完成工具（如用笔在蜡或黏土上钻出孔）；双手的手指灵活性（如双手从中间对折纸）；打开包装好的东西；包装物品；相继放置三个物体成一条线

---

① Measurement of Fine－Motor Skills in Young Children with Visual Impairment. Journal of Developmental & Physical Disabilities，2015，27（5）：569－590.

② Brambring，Michael. Entwicklungsbeobachtung und－foerderung blinder Klein－und Vorschulkinder. Wuerzburg：Edition bentheim，1999.

续表

工具名称	《动手能力分量表》	
第二部分： 动手能力区分	（2）区分的动手能力	包括：翻页（如翻一本书的单页）；与球的交往（如滚出一个铃铛球）；手的灵活性（如将环套进一个细杆）；建筑与堆叠（如向上堆叠至少三个建筑木块）
	（3）复杂的细微运动活动	包括：拾起小物品，成堆放置（如用手拾起一把珍珠）；临摹（如描摹波浪线）；拧紧、转动、开启；卷起（如将固定的细线卷成团）；夹住、抓住
	（4）手与脚协调	包括：用手和脚敲击（右脚右手同步）

（三）综合测评

儿童运动能力综合评估工具常见如下（表4-6）：

表4-6 运动能力综合评估工具示例

工具/量表名称	简介
儿童运动评定测验（The Movement Assessment Battery for Children，MABC）	MABC是英国心理学家Henderson和Sugden于1992年开发，用于评估4~12岁儿童的动作操作效率、精确度、协调控制以及动作知觉能力，目前应用于轻度运动障碍、孤独症等基础神经运动障碍的评估[1]。该工具偏向于结果性评估，对操作过程关注较少[2]。MABC-2将适用年龄进行了拓宽和重新划分：3~6岁、7~10岁、11~17岁；包括3个分量表：手部灵活性、目标抓握、平衡控制
Peabody发展运动量表（The Peabody Developmental Motor Scales，PDMS）	Folio和Fewell于1983年开发，适用于评估0~6岁儿童的粗大运动和精细运动能力，该测试适用于特殊儿童。其中粗大运动包含6个子测验：身体弯曲能力、稳定性、移动能力、物体操纵能力、抓握能力、视动统合能力。精细运动包括6个子测验：模仿画图、系鞋带、用剪刀剪出简单的图形、连线、扣和解纽扣、手指相碰、放硬币或小球等

① 韩文娟.特殊儿童运动能力评估量表论析.现代特殊教育，2017（04）：20-25.

② 肖洪莉.上海市《特殊儿童运动能力评估量表》的编制.华东师范大学，2018.

续表

工具/量表名称	简介
	2000 年修订为 PDMS - 2，粗大动作包括 4 个子量表：原始反射、静态姿势、移行、物品操作。精细动作包括 2 个子量表：分为抓握和视动整合
丹佛儿童发育筛查测验（Denver Development Screening Test，DDST）	美国学者 W. K. Frankenburg 和 J. B. Dodds 编制，适用于 0～6 岁儿童，评估儿童的个人社交、精细动作、粗大动作和语言四个方面的能力。其中精细动作考察了儿童看的能力、用手取物、画图能力等；粗大动作考察了儿童坐、步行和跳跃的能力[1]
Barley 婴幼儿发展量表（The Barley Scales of Infant Development，BSID）	美国儿童心理学家 Nancy 于 1933 年编制，1969 年推广使用，经 1993、2006 年两次修订，该量表现在已经修订到第三版。该量表适用于评估 0～42 个月婴幼儿的生长发育水平，包括了 3 个分量表：认知量表、语言量表、动作量表；社会情感、适应行为两个问卷。在运动方面评估了儿童运动对称性和抗重力运动能力、肌张力、动态和静态平衡、直觉运动发展、运动计划和运动协调等。Bayley - Ⅱ 与 Bayley - Ⅲ 都适用于低视力的婴幼儿[2]
发育性协调障碍问卷（Developmental Coordination Disorder Questionaire，DCDQ）	Wilson 等人开发，用于评估儿童的运动协调能力，有幼儿版和儿童版两个版本。该问卷分为 4 个部分：动作控制、动作计划、精细书写、协调能力
Gesell 发育量表	对婴幼儿发育状况的全面检查，适用于 0～42 个月大婴幼儿，综合测试五大领域：适应行为、粗大运动、精细运动、语言、个体—社会，并从动作能、应物能、应人能、语言能 4 大能区评价儿童运动神经和智力情况

---

① 韩文娟. 特殊儿童运动能力评估量表论析. 现代特殊教育，2017(04)：20 - 25.

② 张悦歆，刘郅青，钱志亮. 视障儿童动作与运动技能发展研究述评. 中国特殊教育，2018(08)：18 - 23.

【拓展2】学龄前视障儿童需掌握的行走相关技能

学龄前盲童和低视力儿童均需专门学习并掌握的行走技能如下所示（表4-7）：

表4-7　学龄前盲童和低视力儿童均需专门学习并掌握的行走技能

领域	具体内容举例
【运动技能】	★转90°的弯，可能的话练习转180°或360°（理解半圈、一圈的概念即可）； ★开始学习良好的步态和行走姿势，基本保持平衡
【行走技能】	注意和越过意料之外的陡坡； 使用简单的搜索技巧； ★估计自己与物体之间的距离

★表示有一定的难度，但是可以达到的目标。

学龄前盲童需专门学习并掌握的行走技能如下所示（表4-8）：

表4-8　学龄前盲童需专门学习并掌握的行走技能

领域	具体内容举例
【空间技能】	乐于探索开放的空间； 能在熟悉的房间里定位自己所处的位置； 感知到他人处于自己的哪个方位
【运动技能】	敢于在熟悉环境中移动； 开始学习良好的步态和行走姿势； 基本保持身体平衡； 开始用身体的不同部位去探索环境； 伸手去寻找声源
【行走技能】	能使用适应性辅助装置行走； 喜欢使用盲杖，并逐步养成使用盲杖的习惯（需要在平衡能力发展到相应水平后）； 掌握一定的前盲杖使用技能； 能找到掉落在身边的物体； 开始学习沿物行走； 能跨过楼梯和意外的障碍物； 会使用人导法； 开始使用自我保护法独立行走（平衡能力发展到相应水平后）

第五章 学龄前视障儿童前定向行走技能培养

定向行走是视障群体生存生活的最重要的技能之一，是他们克服障碍、顺利行走，实现生活自立、融入社会的基础条件①。学龄前视障儿童定向行走技能也称为"前定向行走技能"，对于学龄前视障儿童，定向行走训练越早介入越好，有利于学龄前视障儿童尽早学会基本行走和自我保护技能，对于其今后的发展奠定良好的基础②。学龄前阶段定向技术主要包括使用简单的触摸地图以及环境中的线索定向，而行走技术主要集中在独立行走、导盲随行、使用 AMD 或盲杖等方面，这些技能的训练都建立在儿童已经理解了定向行走相关概念和做好行走前准备的基础之上，定向行走训练是循序渐进的，切不可一蹴而就。

第一节 定向系统和定向技术

学会定向是学龄前视障儿童行走的前提和基础。当学龄前视障儿童进入到一个场域，尤其是陌生的环境，他必须尽快掌握这个环境的信息，包括空间的大小、形状；环境中物体的位置、材质；自己在环境的位置以及与其他物体的位置关系等。定向系统的学习过程，实质上就是帮助儿童建立心理地图的过程。

一、心理地图

（一）心理地图理论

心理地图是在人脑中形成的关于环境中物体与物体之间空间关系等的表征。心理地图理论认为，学龄前视障儿童通过不断与环境的互动与

---

① 沈剑辉.《盲校义务教育定向行走课程标准》解读. 现代特殊教育，2017（13）：16 – 19.

② 谌小猛，张健. 学龄前视障儿童定向行走训练指南. 北京：北京出版社，2018.

探索，在大脑中对周围环境形成初步印象和特定的空间感，即简单的"心理地图"。心理地图的形成是"空间表征"的过程。空间表征是物体位置和空间关系在个体心理中一种表象化表征，是个体对环境的认知并且用外在符号呈现出来，对于个体的行走导航具有重要意义①。空间表征具有三种表现形式：地标表征、路径表征和场景表征。这三种表征方式是层层递进的，首先是对环境中突出物体的认识，然后将地标之间路线连结成为路径，最后路径增多形成网络状则形成了场景②。明眼人是依赖目视来进行方向辨别，称之为"视觉定向"，而对于学龄前视障儿童而言，他们的空间表征一般表现为路径表征，对于环境空间关系的认识比较有限，在大脑中形成的路线是前后相继的。学龄前视障儿童在行走过程中主要依靠听觉、触觉、嗅觉、动觉、本体觉等非视觉信息输入，同时借助行走过程中的线索、路标、边缘线等物体特征的感知，按照先后顺序串联起来，建立环境的空间印象③。学龄前视障儿童正是通过这种方式获得对周围环境的初步印象，形成特定的空间感，在大脑中形成简单的"心理地图"④。形成"心理地图"，在头脑中建构出现实环境的空间表征是儿童实现准确行走的关键。

（二）学龄前视障儿童心理地图的建立

对于学龄前视障儿童而言，心理地图的建立要经历从确定的空间（defined space）到绘制心理地图（mapping the world）的过程。

在儿童成长过程中，他们在婴儿时期就开始表现出学习"那里是什么"的兴趣。在确定的空间中，可以帮助视障婴儿学习关于自己身体周围的世界，绘制近距离环境的心理地图。有效的方法是制作"小房间"（"Little Room"同第二章第二节空间关系概念中讲到的自制小空间"a defined space"），在小房间中可以放置多种不同的、对于儿童而言有意义的物体，可以有效地扩大儿童对环境的理解，帮助儿童学习近距离的空间，并促进其独立性（图5-1）。

---

① 谌小猛. 盲人大场景空间表征的特点及训练研究. 华东师范大学，2014.

② 谌小猛. 盲人环境空间表征的特点及其影响因素探讨. 中国特殊教育，2017（07）：31-36.

③ 彤宇. 视障人士定向行走技能训练. 北京：中国盲文出版社，2010.05.

④ 朱管明. 盲生定向行走"心理地图"的形成及其应用. 现代特殊教育，2012（03）：20-23.

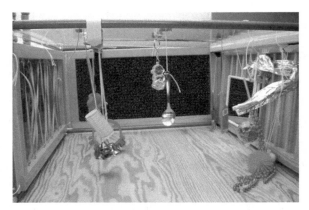

图5－1　"小房间/小空间"（the little room/a defined space）

当儿童绘制出近距离心理地图之后，可以帮助儿童绘制远距离环境中的心理地图——这就需要使用到地标、线索等定向系统，学习一些定向技巧。儿童需要首先认识其所处环境中的地标，然后再有以目标为导向的移动意愿。

学龄前视障儿童由于缺乏视觉输入，他们获取环境信息、建立心理地图的过程更加困难，必须学习相应的定向系统和定向技巧，才能更好地在头脑中形成关于物体位置与空间关系的表现和存在形式。当然，在学习如何定向之前，首先应该教会视障儿童基本的空间概念知识和技能（参考第二章）。指导人员和家长应该教会视障儿童学会在不同场所判断东、南、西、北、中不同的方位，以及能够将简单的方向进行组合（上下、左右、前后）。在此阶段，还应介入对盲文点位的教学，了解盲文点位的布局和各点的位置也是一种很好的定向训练，同时也有利于儿童日后的盲文学习。

请注意

本节将从定向系统和定向技巧两个方面来介绍。需要注意的是，定向系统和定向技巧并非相互割裂的，在使用定向技巧的时候离不开学习相应的定向系统的方法，定向系统也可以在定向技巧的使用过程中建立。

二、定向系统的学习

要促进视障儿童在环境中的定向技能，需要学习特定的定向系统。主要包括：地标与线索、时钟系统、数字系统、自我熟悉技巧、指南针定向、数字定向系统、度量等。其中，地标与线索、简单的时钟系统、简单的数字系统和自我熟悉技巧是学龄前视障儿童可以部分学习的；而指南针定向、数字定向和测量三种方法一般来讲适合学龄后稍大的视障儿童学习，但其中的个别技巧也适合于幼儿园中、大班的视障儿童。

（一）地标与线索定向

地标是指环境中容易被确认的、可识别的、一致的、（相对）永久存在的且对特定环境而言是唯一的物体。例如家里客厅中的立式空调，一直在门厅放置的鞋柜，进小区单元门后的电梯等。

线索是指那些可以用来判断自己在哪里、该向哪个方向走的，短暂出现的各种感官信息，如声音、气味、体感温度、触觉等线索。线索定向也就是利用声音、气味、风向、温度、地面形态等来确定某个区域的位置。例如在室内孩子可以通过冲马桶的声音判断自己在卫生间旁边，通过风吹的方位判断窗户在哪个方向，通过电梯"叮"的开门声判断自己在楼道的哪个位置；在室外则可以通过皮肤觉感受太阳的位置，并借以判断方向；通过小区门口咖啡店传出的咖啡香味判断自己可能在小区门口；知道垃圾桶附近通常会出现不太好闻的气味，当儿童闻到这种味道时就可以确定自己经过垃圾桶附近等等。当然，线索要发挥其作用，必须建立在孩子已经具备相应概念的基础之上。指导人员和家长训练视障儿童行走的过程中，要调动除视觉之外所有的感官，充分去获取和收集线索，充分利用好这些环境线索，引导视障儿童去记忆典型的路标之间的位置和关系，利用线索和路标帮助视障儿童构建他们的心理地图①。

1. 一般策略

（1）和孩子一起在家、社区或幼儿园周围走走，讨论一下哪些东西可以用作地标和线索。

（2）让孩子说一说他们看到、听到或闻到的不同类型的地标和线索。

（3）根据上述讨论结果，老师或家长可与孩子一起制作一份高反差的地标和线索图例（如白底红十字表示医院）；或一份自制的可触摸的地标和线索图例（如小区门口的景观雕塑用一个立体的积木来表示）。

（4）可以先从家庭或孩子自己的房间开始制作，然后再扩展到社区、幼儿园等更广阔的空间。

---

① 钱志亮．盲校课程与教学．北京师范大学出版社，2013：348.

（5）制作的地标和线索图例数量应从少到多，即先做最关键的线索和地标。

（6）要注意每个地标和线索的相对位置应该贴合实际。

2. 太阳和风作为线索

（1）和孩子一起在公园或操场上散步，讨论方向以及来自太阳和风的感觉。

（2）读一本关于太阳和风的书，了解如何用它们去定向。例如，由于太阳东升西落，当孩子在黄昏向西出行时，太阳应该在他或她前面。

（3）为了促使太阳和风成为方向线索，带领孩子连续一周记录天气日记，并与孩子讨论天气如何影响我们。如"今天的风太大了！风把我的帽子吹掉了！从幼儿园回家的路上我和妈妈走路比平时吃力很多（说明风从迎面的方向吹来）/我和妈妈去幼儿园的路上几乎是被风推着往前走（说明风从背后的方向吹来）"。

（4）和孩子一起走在高楼林立的街道上。当穿过一条小巷、经过一片空地或到达一个角落时，就可以引导孩子感受差异，并说一说有何不同。

（二）时钟定向系统

时钟定向系统即是以钟表盘时间的位置来指代相对参照物的方位。如以个体为参照，3 点钟方向即是指自己的右侧，12 点方向即是正前方，6 点方向即是指正后方。如果描述一个空间中物体的陈设也可采用时钟系统，例如孩子餐盘里盛放的多种食物，教室里主要家具的摆放位置等。但是对于学龄前视障儿童来说，个体差异较大，一部分孩子可能还无法理解时钟系统。尽管如此，家长也应尽早将时钟定向系统的要素融入到日常生活中，虽不一定要求孩子马上明白，但可以为日后的学习奠定基础。在此给出一些建议：

（1）自制时钟模型或在购买的儿童时钟模型上改制，根据孩子的视力情况，使用触摸标记、大号字体或图片做出标识。

（2）教孩子认识时钟模型。根据孩子个体的差异进行指导。如果孩子已经会数数，则可带领孩子学习模型上的数字，学龄前的视障孩子能学会 3 点、6 点、9 点、12 点就可以了。如果孩子认知能力未达到数字认知，则可为孩子制定专属的时钟定位系统中的标记，如分别用不同形状积木/贴画或不同触觉材料来分别指代 3 点、6 点、9 点、12 点，让孩子记住相应的形状/贴画或触觉材料所代表的方位即可。

（3）将时钟模型用于每日活动的行事历中，带领孩子自主安排一日的活动，借此教孩子学习时间的重要性以及如何管理自己的时间。

（4）教孩子接触了解不同类型的手表(盲人手表、大字手表、电子语音手表等)。

（5）在描述家里或幼儿园教室的家具摆放位置、盘子里食物位置等的时候，和孩子一起练习使用时钟系统。

（三）数字定向系统

数字定向系统包括室内数字系统和室外数字系统。室内数字系统是指视障儿童能在某一特定的建筑物内，分辨各个房间在不同楼层的顺序与位置；室外数字系统是指视障者能在某一城镇中，分辨城镇道路规划命名、道路相对位置与门牌号码顺序，例如通常奇数门牌号与偶数门牌号分别在道路的两侧排序。

对于学龄前视障儿童来说，熟悉自己家小区单元楼的房门号、幼儿园建筑内房间号、所在社区的门牌号顺序等是必要的，但前提是视障儿童已经掌握了基本的数数能力。

（四）其他定向系统

定向系统还包括指南针定向、数字定向系统和测量。

1. 指南针定向

指南针定向即认识东、南、西、北并以此为定向依据，这对于学龄前视障儿童来说比较困难。但是可以教给孩子东、南、西、北这四个方向词语，但不要求其真正理解和分辨方向。

2. 数字定向系统

数字定向系统是指用数字来为连续的房间、物体做编号排序。例如一条街道上不同商铺的编号；小区的单元门号分为1单元、2单元、3单元……；每一层楼的房号从一端到另一端分别是楼层号＋房间数字编号，如5层的房间分别是501、502、503……

数字定向系统对于学龄前视障儿童来说有一定的难度。但部分幼儿园中、大班的孩子已经具备一定的数数能力，可以视孩子情况教给他们简单的数字定向技巧。除了在室外使用数字定向系统，还可以在与孩子游戏时使用。将玩具套盒从大到小排序的同时以数字来给不同的套盒编号排序。

3. 度量

测量是指借助特定的单位，弄清楚物体或空间准确的或者大概的尺寸大小、距离远近、时间长短等。这是视障儿童大致衡量自己与目标之间的距离、所在空间的大小或用时长短的基本能力。

对于学龄前视障儿童来说，还不会用专门的测量工具，也还未掌握度量单位，但是可以借助自己的小手、小脚或者其他可度量的玩具来初步学习测量身边的物体。例如用小手估量桌子的宽度或玩具的大小，用小脚走步估量从沙发到门口的距离等。这些活动都应尽可能地在孩子的日常生活活动中，借助游戏的形式让孩子体验。

三、定向技巧的学习

（一）自我熟悉技巧（self – familiarization）

学龄前视障儿童可以通过探索家里或幼儿园中不同房间的空间布局来熟悉这些空间，获得基本的自我熟悉技巧。一旦他们掌握了自我熟悉技巧，则可以使用此技巧运用于其他不熟悉的空间中。

在一个不熟悉的房间中，孩子可以在成人的带领下使用自我熟悉技巧。

1. 熟悉房间外围空间：周边法（perimeter method）

周边法即沿着房间边缘（墙壁）走，以熟悉房间的外围空间。

在成人的带领下，孩子采用周边法沿着房间的四周边缘走一圈，边走边辨认房间中每一面靠墙摆放着什么家具、有什么特征（如门、窗户、拐角）等。根据这些特征，可以给每面墙命名，例如有房门的一面墙称为"入口墙"/"门墙"，有窗户的墙称之为"窗户墙"，摆放书柜的墙称之为"书柜墙"等，这样采用形象的命名方法可以帮助孩子建立初步的心理地图。随着孩子认知的发展，则可以逐渐用方位命名来取代物体特征的命名。例如"书柜墙"在东面，则直接教孩子称之为"东墙"。

请注意

学龄前的视障儿童可能还并不真正理解什么是"东"，这时候成人可以只简单解释"东"是一个方向，与此相似的方向还有南、北、西等，只要求孩子积累这个词，但并不要求孩子掌握并分辨"东"这个抽象的方位概念。

2. 熟悉房间内部空间：十字交叉法和网格法

熟悉房间内部空间主要有两种模式：十字交叉法和网格法。

十字交叉法即从房间的一个角出发，先向斜对角行走，等到达对角后沿着一面墙走到与之平行的另一个墙角，然后继续朝着这个角的斜对角行走，如此往复（图5–2）。

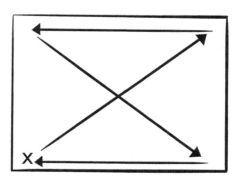

图 5 – 2　十字交叉法

网格法适合空间较大、更为空旷的房间，即从一面墙上靠近墙角的某个位置开始，朝对面墙行进，到达对面墙壁后转身90°沿着墙壁走两步后，再转向来时的墙壁行进，如此往复(图 5 – 3)。

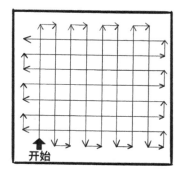

图 5 – 3　网格法

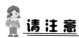 请注意

此方法适用于已经具备一定的空间定向技能的孩子，判断标准为孩子是否能在熟悉的环境中行走自如。若能，则可在其进入不熟悉的空间时指导其使用自我熟悉技巧。如果孩子已经学习了上下身保护法、使用 AMD 或儿童盲杖，也可让其配合这些技巧独自探索新的环境。

(二)触摸地图

触摸地图有很多不同的种类，可以手工制作也可以用机器制作。触摸地图作为定向辅具中的重要一类，详细的介绍见第六章，在此不再赘述。

对于刚刚学习使用触摸地图来定向的视障儿童而言，尝试制作触摸地图对于儿童空间感的培养具有重要作用，也有利于其今后使用触觉地图进行定向。触摸地图可以为视障人士服务也同样得益于标准化和统一化的地图符号，因此，教会视障儿童地图上各种标准化符号所代表的意思至关重要①。

定向行走教师或家长首先需要让视障儿童了解和熟悉触觉地图，告诉视障儿童触觉地图展现的是即将要行走的环境的空间布局。其次，定向行走教师或家长要向视障儿童解释地图上字母、符号的意义。然后引导视障儿童独立探索触觉地图，对即将行走的路线和路线上的标志要做到烂熟于心。在学习完触觉地图之后，可以先利用一些模型让视障儿童复原出行走的路线，多次演练，再让视障儿童在实地中练习。初次训练的时候，可以选择空间范围小一点的，难度系数较低的场所练起，多鼓励视障儿童尝试，积累经验。

（三）使用辅具定向

当前市场上存在很多定向辅具，例如电子地图、定向传感器、各类GPS 定位系统等（参考第六章）。以定向传感器为例，定向传感器主要是指电子指南针，可以为视障人士指出东、南、西、北、东北、东南、西北、西南八个方向，信息以听觉的形式输入，操作相对简单，对于视障儿童定向行走提供了很大的便利。

但是对于学龄前视障儿童来说，有些辅具并不适用，过于笨重，不够日常化，且成本较高，不太适合推广使用。因此，为学龄前视障儿童选择定向辅具需要谨慎。重点仍应该放在帮助儿童掌握好基本的定向技术，同样可以帮助视障儿童安全、自然地出行。

第二节　行走技术

儿童从出生到行走，每一个阶段会经历不同的发展。最早儿童主要是被父母抱在身上，由父母摆弄来感受身体的变化，到后来随着身体机能发展逐渐学习坐、爬、站等动作技能。之后进一步发展为过渡性运动，如上下楼梯等，这些动作的发展都为移动技能的发展奠定基础。值得注意的是

---

① Lobben A, Lawrence M. The Use of Environmental Features on Tactile Maps by Navigators Who Are Blind. Professional Geographer, 2012, 64(1)：95－108.

由于学龄前视障儿童缺乏视觉信息，对于外界的探索存在畏惧心理，这个阶段的干预和训练多设计成游戏的形式，增加训练的趣味性有利于让学龄前视障儿童更好地、更快地掌握①。在我国视障者行走的方式主要有以下几种：独立行走、导盲随行（明眼人导盲）、使用盲杖、犬导法、使用电子探测器等。其中，独立行走、导盲随行和使用盲杖是学龄前视障儿童的主要学习和训练内容。

一、行走前的动作技能准备

正常发育情况下，儿童会逐步学会在特定环境中感知和理解自己的位置并且成功移动到指定地点。这种能力不是在某个特定的时间或年龄突然出现，而是在出生时儿童就有一个潜在的概念基础。但是对于学龄前视障儿童来说，这些概念基础的形成会受到很多因素的影响，例如视力损害的程度、父母的早期干预等。Brown 和 Bour(1986)的研究表明，许多视障婴儿的姿势张力较低的原因是缺乏俯卧位的经验，剥夺了儿童神经运动发育所需的本体感觉刺激②。因此，从视障儿童出生开始，就需要有意识地关注和培养儿童动作技能的发展，儿童在成长的每一个阶段都会有一些里程碑式的动作得以发展。

儿童可以控制身体之后，就开始会探索周围的世界，会出现朝向或远离人、物体、声音等动作，这时候就可以正式地指导和训练视障儿童定向行走技术了。当视障儿童可以站立和平衡时，一些更高水平的动作技能会得到发展。通常情况下在 2~3 岁时儿童先使用适应性的移动设备（例如手推玩具、铁环、工型棒）③。一般认为，4~5 岁的儿童可以将双手自然垂于身体两侧并前后摆动着独立行走时，就可以教儿童使用盲杖了。

关于视障儿童行走前的动作技能准备已在第四章中介绍，在此不再赘述。

---

① 王长宁，王卫东. 浅谈如何克服盲生定向行走课训练中的恐惧心理. 心理月刊，2019，14(02)：17-18.

② Brown C，Bour B. Movement Analysis Curriculum. Florida State Department of Education，Tallahassee，FL. 1986.

③ https：//www.tsbvi.edu/curriculum-a-publications/3/1069-preschool-children-with-visual-impairments-by-virginia-bishop.

二、导盲随行技术

导盲随行（sighted guide/human guide）也称作明眼人导盲或人导法，是指视障人士在明眼人的带领下，自然、安全地行走。导盲随行技术主要包括基本的明眼人导盲技术（包括接触、抓握、站立与随行）、狭窄通道穿行、落座、换边、关门、上下楼梯、接受和拒绝帮助、换（转）向、进入汽车、在汽车上落座、下车等领域。其中大部分内容学龄前视障儿童已经可以初步学习，如随行、上下楼梯等，只是需要在动作上有所调适。

需要强调的是，导盲随行技术的训练应与学龄前视障儿童的日常生活紧密结合起来。也就是说，日常生活中儿童活动范围中的导盲随行需求都可作为最佳的训练契机。

（一）基本技巧

1．接触

【动作要领】

引导者走近视障儿童，与之同向并排站立，并以靠近视障儿童一侧的手背轻触他的手背，同时予以适当的语言提示，如："我带你走吧！""需要我带你走吗？"（图 5 - 4）。

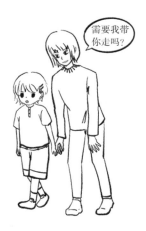

图 5 - 4　接触——询问是否需要引导

【注意事项】

●根据我国行人右侧通行的交通规则，视障儿童在右侧随行更为安全。因此引导者站在视障儿童的左侧为好，特殊情况下也需要观察，让视障儿童在安全一侧进行随行。

• 引导者在靠近视障儿童时应事先给予提示，让其意识到有人走近，并有个心理准备，既表示礼貌，又不会吓到他/她。

2. 抓握

【动作要领】

学龄前视障儿童用被接触侧的手背，沿引导者手背的外侧慢慢地向上移动至其腕关节处，然后轻握引导者的手腕。抓握时，视障儿童的拇指放在引导者胳膊的外侧，其他四指在内侧（图5－5）。

【注意事项】

• 抓握部位应根据学龄前视障儿童和引导者的身高调整，当成年人带领视障儿童行走时，可让儿童抓握自己的腕关节或无名指或小指。

• 儿童抓握时上臂与身体尽量贴紧并保持与上身平行，以确保信息传递的准确性。

• 抓握的力度要适宜，不能过松或过紧，否则不舒服，也不够安全。

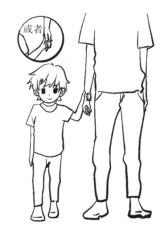

图5－5　抓握——儿童抓住引导者的手腕或无名指或小指

3. 站立与随行

【动作要领】

• 站位：视障儿童抓握后立即后退半步，到引导者侧后方。要保证学龄前视障儿童抓握侧的肩在引导者对侧肩的后面。

• 随行：当引导者迈步时，可以告知视障儿童一声，"我们开始向前走了"。让儿童集中注意力，根据抓握侧手所获得的信息跟随引导者行走。

● 解除引导：引导者向内侧旋转手腕，意为解除抓握，结束引导；儿童松开抓握的手。

【注意事项】

● 初学随行技巧的学龄前视障儿童出现抓握不稳和动作变形等问题是很常见的，需要及时纠正。

● 引导者在引导的过程中要匀速前进，把握好节奏；需要时不时回头（不要转动身体）查看儿童的一侧肩膀是否与自己的另一侧肩膀基本保持前后一条线。检查儿童是否始终紧跟在身后的一个简便方法是教会儿童利用空着的手时不时地触碰引导者的胳膊肘，确保自己的一侧肩与引导者的另一侧肩基本保持前后一致（图 5 - 6）。

● 视障儿童应可根据从抓握手所获得的信息及时调整自己行进的速度和步伐，同时学会在必要时提出步伐调整的要求。

● 定向行走教师或家长应在一个没有障碍物的开阔区域教授这项技术，比如走廊。

● 引导者在指导儿童学习此技能时可以继续正常的谈话，而不用详细描述他们正在走的地方。

● 引导者要通过讲解和多次反复练习，让视障儿童明白解除抓握、结束引导的动作要领。一旦儿童掌握了此项技能，引导者应在不同的区域（包括拥挤的商场和学校周围的户外场所）和不同的引导者指引下练习这项技能（图 5 - 7）。

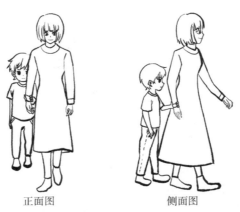

正面图　　　　　　　侧面图

图 5 - 6　视障儿童抓握侧（手腕抓握）的肩在引导者对侧肩的后面，自然随行

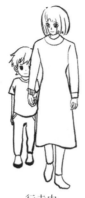
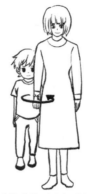

行走中　　　　　　　　引导者手腕内旋示意解除抓握，结束引导

图 5 - 7　站立与随行

（二）过狭窄通道

当引导者带领视障儿童通过比较狭窄或人多拥挤的路段、不允许两人并行时，就须学习使用"过狭窄通道"的技巧。

【动作要领】

● 当要经过狭窄通道时，引导者可以告知儿童一声，"我们要经过狭窄通道了"或"前面路段比较狭窄"或"前面人多，请走到我的身后"，同时将引导手臂从身体的一侧移至身后中线位置（根据儿童身高，引导者手背可以轻贴后腰）（图 5 - 8）。

● 这时儿童觉察引导者的手臂位置变化后要明白这个动作代表的含义，迅速从引导者的一侧移至引导者的背后，抓握的手臂伸直，斜着横跨于身前，步幅放小。

● 在穿过狭窄通道过程中，引导者应回头查看孩子的位置，以确保其安全。

● 通过狭窄通道后，引导者的手臂从身后恢复到原位，视障儿童也恢复到经过狭窄通道前的姿势。

【注意事项】

● 引导者要反复对学龄前视障儿童说明将引导手臂移向后侧的动作含义直至其真正理解。多次反复练习这个技巧。

● 在引导时，引导者注意自己不要往后退或者出现其他多余的动作，避免这个动作与其他动作技巧相混淆。

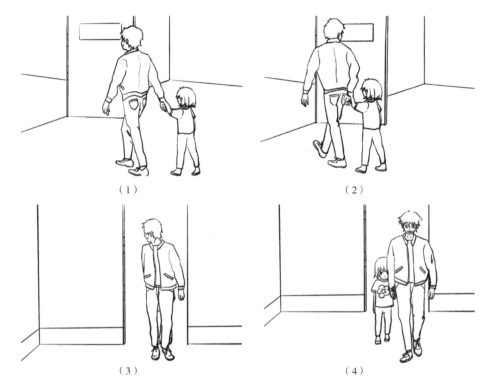

（1）　　　　　　　　　　　　　（2）

（3）　　　　　　　　　　　　　（4）

图 5 - 8　过狭窄通道

（三）进出门

不同的建筑物内门的款式不同，有的是自动感应门，有的是手动开但自动关的门，有的则是开关都需手动的门。因此穿过不同门使用的技巧有所不同。

我国在公共场所多用自动感应门，而且宽度足够，因此儿童只需采用一般的随行技巧即可。在室内一般都是手动开关的门，因此，在这里着重介绍。

【动作要领】

● 进出门时，引导者必须语言提示视障儿童："我们已到了门口，门是向外（里）开的，门轴在左（右）。"

● 引导者把引导手向自己身后移动，视门的宽度可选择做过狭窄通道时的姿势，视障儿童跟随指示移至引导者身后，空闲的手采用上身保护法（参见"独立行走技术"部分相关内容）（图 5 - 9）。

● 引导者用空闲的手打开门，回头将门推至视障儿童做上身保护手的位置，让其把住门的边缘。引导者需回头查看，确保儿童完全扶住了门（图5-10）。

● 视障儿童将扶门的手滑至门把手的位置并保持握住（图5-11）。

● 引导者和儿童穿过门。

● 进门后儿童轻轻地推或拉，把门带上（图5-12）。

【注意事项】

● 在进出门时引导者一定要时时观察儿童的表现，避免保护方法不当撞在门或门框上。

● 如果门把手是球形，儿童的手太小抓握不住，也可让其直接扶着门的边缘即可，当穿过门以后轻轻将门带回，但要注意防止夹手。

● 引导者应注意儿童手部力量是否足以扶住门，如若不能，引导者应替儿童扶门以确保儿童的安全。

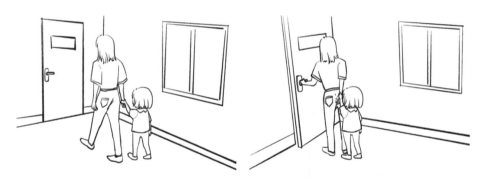

图5-9 采用过狭窄通道的姿势（抓握手腕或手指）

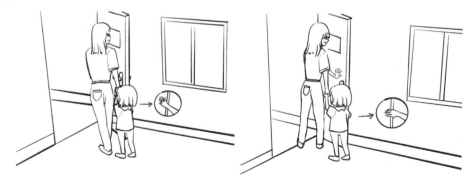

图5-10 引导者回头确保门轻轻碰到儿童的手，儿童扶住门边缘

（如果儿童力量不足，则由引导者扶住门）

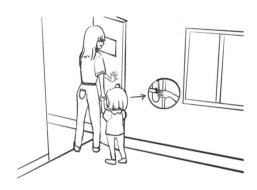

图 5-11　儿童手往上滑握住门把手
（如果儿童力量不足，则由引导者扶住门）

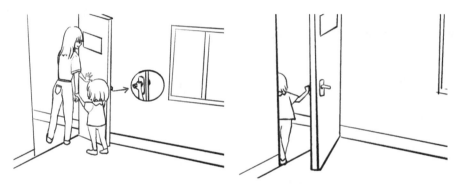

图 5-12　儿童一手握住引导者手腕，另一手握住门把手穿过门，之后
　　　　轻轻带上门（如果儿童力量不足，则由引导者扶门并将门关上）

（四）落座

落座包括在桌子旁落座、在儿童座椅落座、在成人座椅落座等。引导入座的方式因座椅的形态不同，引导的技巧也有所不同。以下介绍适用于儿童的引导落座技巧。

【动作要领】

● 引导者以人导法引导儿童来到椅子跟前，并告诉儿童椅子的类型、位置和方向，比如"这是你的小椅子""这是老师的办公椅，椅子脚是滚轮的""椅子在你的正前方""椅子在你的左前方"等。

● 视障儿童的一只手仍然保持抓握引导者的手腕或手指，引导者协助儿童将另一只手放到椅背或椅子的扶手上，儿童面朝座椅。

• 儿童保持一只手放到椅背或椅子的扶手上,松开原先抓握引导者的手,并用手掌在座位上做横向与纵向,或圆弧的探查动作,来检查座位面上是否有物品存在,以免坐到异物受伤。同时通过此环节来确定座位的朝向、高矮、大小等。

• 确认安全和座位方向过后,儿童以小腿前部或膝盖与座位轻轻接触后,转身自行坐下。

• 离座前,引导者需要与视障儿童重新建立联系。在儿童起身的同时,引导者再次利用基本的人导法协助儿童离座。

【注意事项】

• 如果桌椅之间空隙较窄,视障儿童快速安全地落座比较困难,应当指导儿童多加练习在落座之前用触觉充分感知,并注意不要被桌角碰到。

• 如果座椅没有靠背,引导者可将儿童的手直接放在椅面上。引导者同时以视障儿童的视角告知其座位的座向与方位,然后儿童扶着椅面后侧身就座(图5-13)。

• 如果座椅是有滚轮的,引导者引导儿童入座时要在旁边固定座椅以免滑动,待儿童坐好之后再行离开。

• 引导者如果要离开应事先告知儿童,同时说明去处及何时返回。

• 成人应利用各种机会让视障儿童认识座椅的不同类型。例如用双手触摸不同座椅的高度、宽度、椅背、扶手等,以便日后接触到座椅时能以经验判断,顺利入座。

• 成人应该从小培养儿童适宜的坐姿,及时纠正儿童可能出现的不良坐姿,如双脚张得太开、抖脚、低头、前后晃动等。

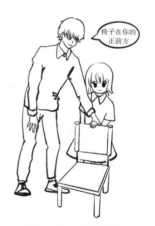

椅子在你的正前方

图5-13 引导落座

(五)上下楼梯

1. 上楼

【动作要领】

• 引导者带视障儿童走向楼梯,当接近楼梯口时稍做停顿,可以告诉儿童一声"要上楼了",让儿童有一个心理准备。

• 引导者将引导手向前带,引导儿童向前一步与引导者平行站立于台阶前。如果儿童身高足够,尽量让儿童站在有扶手的一侧,让儿童找到扶手。

● 引导者先上一级，视障儿童随即跟着上（两者保持一级台阶距离），一步一级随行，这个过程中视障儿童会感受到引导者手臂的上升。

● 当到达楼梯尽头时，引导者将引导手臂向上微抬，或提示儿童一声，"我们已经上完楼梯了"。引导者停下来直到儿童也到达楼梯顶部（图5－14）。

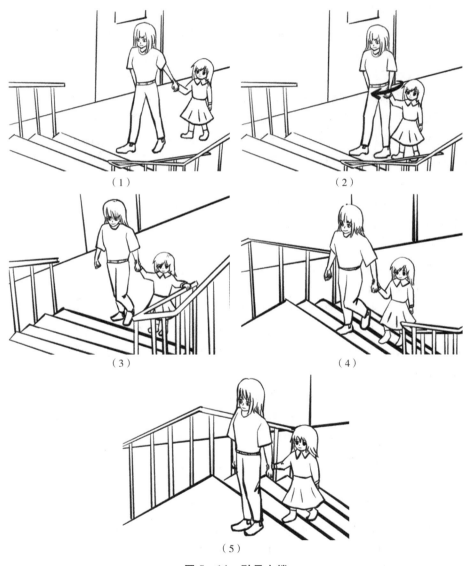

图 5－14　引导上楼

【注意事项】

● 当接近楼梯口时，引导者务必略加停顿，使儿童有准备的时间，并让视障儿童抓好扶手（若有），做好充分的准备。

● 在上楼梯的时候速度和节奏要掌握好。

● 如果儿童双脚交替上台阶比较困难，则引导者需要放慢脚步，给予儿童更多的时间，必要时引导手臂可给予适当的力量辅助。

2. 下楼

【动作要领】

● 引导者带视障儿童走向楼梯，当接近楼梯口时稍做停顿，可以告诉学龄前视障儿童一声"要下楼了"，让儿童有一个心理准备。

● 引导者将引导手稍向前带，引导儿童稍稍向前一步与引导者平行站立于台阶前，但是需要注意用引导手臂阻挡，避免儿童往前跨大步踩空。如果儿童身高足够，尽量让儿童站在有扶手的一侧，让儿童找到扶手。

● 引导者先下一级，视障儿童随即跟着往下（两者保持一级台阶距离），一步一级随行，这个过程中视障儿童会感受到引导者手臂的下降。

● 当到达楼梯尽头时，引导者将引导手臂向上微抬，或提示儿童一声，"我们已经下完楼梯了"。引导者停下来直到儿童也到达楼梯底部（图5－15）。

【注意事项】

● 下楼会比上楼更让视障儿童胆怯。引导者要多加鼓励，速度要慢一些并做好防护，防止儿童跌倒。

● 引导者一定要注意在到达楼梯口时，用引导手臂阻挡儿童往前迈大步而踩空。

● 当接近楼梯口时，引导者务必略加停顿，使儿童有准备的时间，并让视障儿童抓好扶手（若有），做好充分的准备。

● 如果儿童双脚交替下台阶比较困难，则引导者需要放慢脚步，给予儿童更多的时间，以确保安全。必要时引导手臂需一直保持紧张状态以起到支撑和阻挡作用，避免儿童踩空台阶，同时也可给予适当的力量辅助。

（六）换边随行

即在长时间行走过程中，为了减轻引导者和被引导者手部疲劳，视障儿童可从引导者的一侧换至引导者的另一侧。

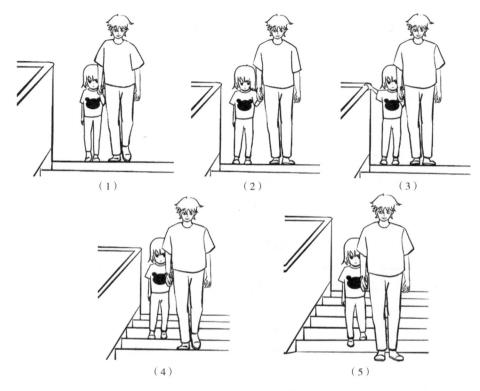

（1）　　　　　　　　（2）　　　　　　　　（3）

（4）　　　　　　　　（5）

图 5 – 15　引导下楼

【动作要领】

以视障儿童从引导者的左侧儿童右手抓握换至引导者的右侧为例（儿童左手抓握）。

● 引导者或儿童提出换边要求。

● 首先让视障儿童左手抓住引导者的左手臂（前臂、手腕或手指），松开原抓握的右手。

● 然后右手手背在引导者的背部（根据儿童身高，也可在引导者腰部）向右侧滑行，找到引导者的右臂手腕（或手指）后轻轻地抓握。

● 最后松开右手，左手快速移至引导者的右手臂并正确地抓握。

● 身体保持与引导者半步的距离（图 5 – 16）。

【注意事项】

● 多次提醒学龄前视障儿童在换边的时候不要同时松开双手，以免脱离接触。

• 建议先原地练习换边，然后练习在行走过程中换边。

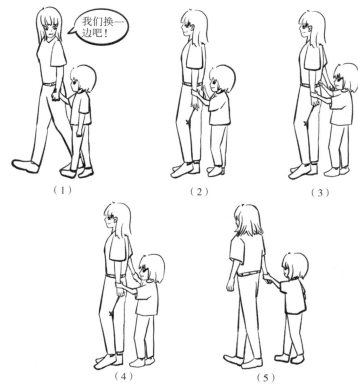

图 5－16 换边随行

（七）换方向

换方向的方法有很多种。

1. 完全解除接触换方向

【动作要领】

• 提出换方向的要求。

• 松开抓握的手，解除引导。

• 引导者与视障儿童同时转向180°。

• 引导者重新发起引导（解除、抓握、随行）（图5－17）。

【注意事项】

• 有的视障儿童可能无法很好理解什么是"转180°"。即便理解，可能在实际动作上会有困难，这时就需要引导者及时的身体动作辅助。

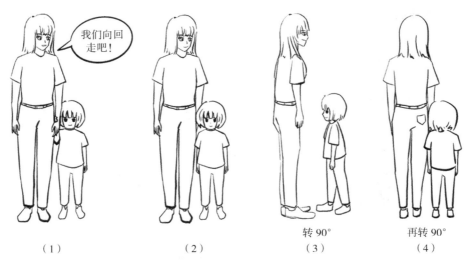

转90°

再转90°

（1）　　　　　　（2）　　　　　　（3）　　　　　　（4）

图 5 - 17　完全解除接触后换方向

2. 保持接触换方向

【动作要领】

- 提出换方向要求，但双方不用解除接触。
- 引导者与儿童转身面对面站立。
- 儿童用空闲的手找到引导者的另一只手，并抓握住其手腕或手指。
- 引导者与儿童继续转身回到导盲随行的基本姿势（图 5 - 18）。

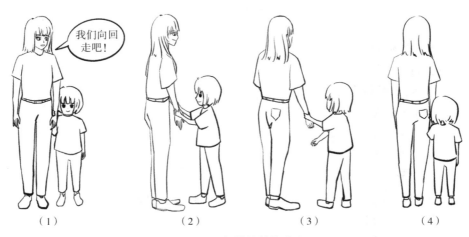

（1）　　　　　　（2）　　　　　　（3）　　　　　　（4）

图 5 - 18　保持接触换方向

【注意事项】

• 这种方法更适用于需折返时使用。

• 如果儿童主动寻找引导者的另一只手有困难，引导者可以主动触碰儿童的手。

3. 以引导者或儿童为中心点换方向

【动作要领】

• 提出换方向要求，但双方不用解除接触。

• 以引导者为中心，则由引导者原地转身换方向，儿童保持抓握姿势跟随转身。

• 若以儿童为中心，则由儿童原地转身，引导者保持引导姿势向预定方向转身(图 5 – 19)。

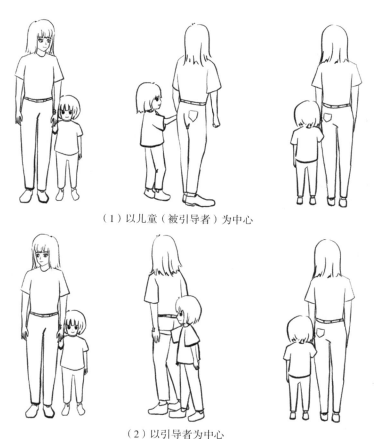

（1）以儿童（被引导者）为中心

（2）以引导者为中心

图 5 – 19　以儿童或引导者为中心点换方向

【注意事项】

● 不论是以引导者还是儿童为中心，引导者都要注意转身幅度和速度。

● 本方法不仅适用于折返，也适用于向左或向右等不同角度的换方向。

三、独立行走技术

独立行走技术是指学龄前视障儿童在了解环境的基础上，在自己熟悉的环境通常是家庭或社区中不使用助行用具自己独立行走的方法。独立行走对于学龄前视障儿童是一个大的挑战，行走过程中很容易被门窗、桌椅等设施设备和其他墙壁上的附设物件所伤害，因此，掌握自我保护的方法是安全行走的有效措施。

自我保护技术包括使用物体作为保护、上肢保护法（上身保护法／上部保护法）、下肢保护法（下身保护法／下部保护法）。上、下部的自我保护通常结合运用，以扩大保护范围。这一保护方法不仅用于独立行走，也适用于持盲杖行走或弯腰拾东西等。

在训练的过程中，训练者应该多以游戏的形式开展训练。例如独行自我保护技术主要是为了避免儿童独自行走时被环境中的障碍物所伤，那么训练的内容可以是以通关游戏的形式展开，看看儿童是否能找到规定行走路线中的所有障碍物。

（一）上部保护法（upper – body protective technique）

【动作要领】

● 视障儿童一臂屈肘抬起，上臂略高于肩，使前臂横于肩膀高度，离头面部或胸前 20 厘米左右，平行于地面，掌心向外下，指尖略超过对侧肩，以保护头部和胸部[1]（图 5 – 20）。

【注意事项】

● 前臂与身体要保持一定的距离，当遇到障碍物体时才有足够的反应时间，行进中要保持动作不变。

● 在开阔的地方教学这项技术。

---

① J M Gense . The Importance of Orientation and Mobility Skills for Students Who Are Deaf – Blind. Revised. National Information Clearinghouse on Children Who Are Deaf – Blind，2004：8.

• 当儿童掌握这项技术的动作要领后，在规定的线路中，根据儿童头部、肩部和腰部相应的高度设置一些障碍物，让儿童使用此技术去探测。

• 学龄前视障儿童的力量和耐力有限，因此每次的练习时间不宜过长，避免使其身体疲惫。随着儿童力量和耐力的提升，可以适当延长练习的时长。

• 对年幼视障儿童和那些肌张力低、耐力差的视障儿童介绍这些技术时，还应采用一些改进方案。

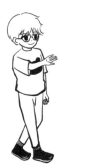
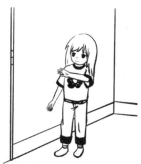

图 5 - 20　上部保护法示意图

（二）下部保护法（lower - body protective technique）

【动作要领】

• 一侧手自然下垂后移至身体中心线前，大概在体前约 20 厘米处，掌心向内，五指放松（图 5 - 21）。

【注意事项】

• 手臂与身体的距离不宜过远或过近，必要时可以配合上部保护法一起使用。

• 当儿童掌握这项技术的动作要领后，在规定的线路中，根据儿童腰部和髋部的相应高度增设一些障碍物，让儿童使用此技术去探测。一旦儿童发现障碍，他/她应该探索这个障碍物，并选择最佳方式绕过障碍物。

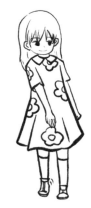

图 5 - 21　下部保护法
示意图

• 对年幼视障儿童和那些肌张力低、耐力差的视障儿童介绍这些技术时，还应采用一些改进方案。

（三）沿物行走（trailing）

沿物行走是指学龄前视障儿童以墙、桌子或其他连续物体为导向走到目的地的一种独行方式。

【动作要领】

• 儿童面对行进方向，体侧与物体相距约 20 厘米，手臂自然向前下伸约 45 厘米，拇指向内，手指微屈，用小指和无名指的指背侧面轻轻接触墙面或桌沿，并沿着表面或边缘线滑行。手的位置约在身体前半臂左右，身体与物体亦应保持一定的距离（图 5 - 22）。

• 个别刚开始学习此技能的视障儿童可能会对手背需接触的表面有所畏惧或不适，教师或家长可以根据孩子身高和手背的大致高度，在物体表面贴上一些儿童熟悉的材料（如泡沫胶带、长的丝带等），鼓励儿童大胆伸手沿物行走，也可以帮助儿童更好地以触觉定位。

【注意事项】

• 行走时身体保持正确的姿势，不要偏转，手指轻轻接触物体，遇到粗糙墙面时可以大拇指向下转动手掌，以掌心面对墙面用指甲叩击，以免受伤。

• 必要时应辅助使用上部保护法或下部保护法。

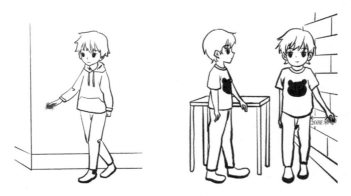

图 5 - 22　顺墙行走示意图

（四）垂直定位

垂直定位是指学龄前视障儿童根据已知物体的方向位置来确定自己当前方位的技巧。

【动作要领】

• 学龄前视障儿童可以将某个固定的物体作为参照，例如墙、桌子、

门等，背部和脚跟紧靠着该物体，正面面对的方向则是自己行走的方向
（图 5 - 23）。

【注意事项】

● 在选取参照物的时候，尽量选择规则平面的物体，在圆面的物体上
容易出错。

● 前文中讲到的视障儿童在熟悉陌生环境时采用的方法也用到了垂直
定位技巧。

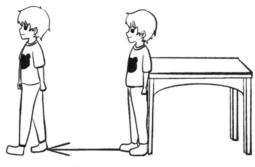

图 5 - 23　垂直定位

（五）穿越空间

当视障儿童要穿过一个较大空间到达另一个场所时，没有把握能准确
穿越，则需要掌握一定的技巧安全穿过。同时，这也需要根据个体对这个
空间的熟悉程度来判断。

【动作要领】

● 若视障儿童比较熟悉这个空间时，可以结合上部、下部保护法确保
自己安全通过（图 5 - 24）。

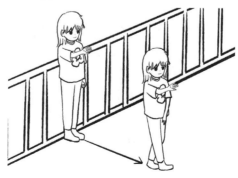

图 5 - 24　穿越空间

● 若视障儿童对这个空间不够熟悉，那么可以先利用已知墙壁等平整的界面进行垂直定位，然后使用上部、下部保护法，利用直线行走技能穿过这个空间后再恢复到原来的行进方向。

（六）上、下楼梯

学龄前视障儿童独行上、下楼梯需要特别注意安全。在确保儿童确实已经具备独行上、下楼基本能力的前提下，方可教学以下方法。

【动作要领】

● 独自上楼（图 5 – 25）：

·当学龄前视障儿童走到楼梯初始阶时，靠近扶手一侧站立，主动伸手用手背触摸到楼梯扶手后翻手抓握。

·先用脚尖试探台阶的下沿，脚与台阶的下沿要垂直。

·然后用脚轻轻碰触台阶的竖面，试探台阶的高度和深度。

·最后用手扶着楼梯扶手，用沿物行走技能一步一级上楼。

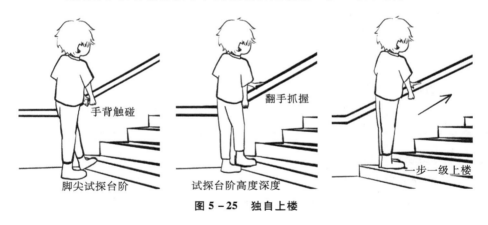

图 5 – 25　独自上楼

● 独自下楼（图 5 – 26）：

·和上楼一样，当学龄前视障儿童独自走到楼梯顶部时，靠近扶手一侧站立，主动摸索扶手。

·先用脚掌试探台阶的前沿，脚与台阶要垂直。

·然后用沿物行走技巧或抓住扶手一步一级下楼。

【注意事项】

上、下楼梯要慢，动作协调不着急，防止踩空。

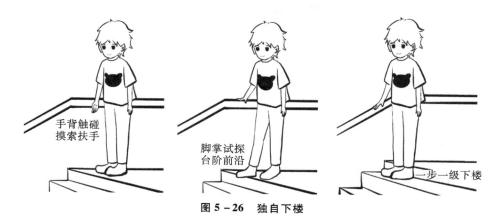

图 5 - 26　独自下楼

手背触碰
摸索扶手

脚掌试探
台阶前沿

一步一级下楼

（七）寻找失落物体

【动作要领】

● 第一步：寻找失落物时，首先要进行听音定位，确定物体掉落的大致方位。物体掉落都会发出声音，视障儿童要根据物体落地的声音迅速、正确地判断失落物体的方向和大致距离。

● 第二步：确定了方向和距离之后，视障儿童先将身体转向正确方向，然后走上前去采用恰当的下蹲方法摸索着寻找物体。下蹲时可以直蹲式下蹲，即身体上半部分保持与地面垂直，膝部弯曲蹲下，身体不可以前倾或左右倾斜，以免碰撞到其他物体；或者上部保护式下蹲，即使用上部保护法保护头及面部，膝部微曲，弯腰下蹲。

● 第三步：搜寻物体。双手手指分开，用指尖轻触地面，由内向外、由小到大画圈，直至充分搜索；或用双手向两侧来回移动、逐步推进的方法进行搜索（图 5 - 27）。

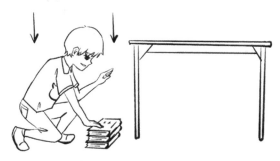

图 5 - 27　寻找掉落物体

未找到物体时可向前后左右移动一步，再按照上述方法搜索地面，直至找到失落的物体为止。

【注意事项】

● 下蹲时要注意保护，避免下蹲过程中碰伤自己。如果是在复杂的环境中，不要贸然采取行动，可以寻求他人的帮助。

● 寻找失落物体的训练离不开听觉定位能力的训练，因此训练者可以以游戏的形式对儿童的先备技能进行训练，如开展听声辨位的游戏。

【拓展阅读】幼儿园中促进视障儿童行走的环境改进策略

● 用便于跟随（沿物行走）的家具和熟悉的物品来布置环境并成为环境定向的地标。

● 用不同纹理的地板来标记教室内不同的区域。

● 用地垫来标记教室门的位置。

● 标记或确认行走路线中的地标和线索。

● 减少或限制障碍物数量以简化路线。

● 通过使用太阳镜、戴棒球帽、将物体（比如灯）倾斜、使用窗帘和替代性光源等，减少来自光面、闪亮物体、阳光直射和照明造成的眩光。

● 把门完全打开或者完全关上以防止碰撞。

第三节　借助辅具的行走技术

一、盲杖前技术

在学龄前视障儿童开始探索外界、站立甚至尝试行走的阶段，可以使用一些辅具帮助其更安全地行走，主要包括以下两大类。一是"push toys"，是指视障儿童在他们走路的时候推着的玩具或设备，在学龄前视障儿童学走路的时候需要一些支撑来保持平衡，同时还有助于改善儿童的步态。二是"adaptive mobility devices"（AMD），即儿童改良型/适应性移动辅具，是特制的用于帮助视障人群出行的辅助器具，如呼啦圈、工型杖串联关节等（详见第六章）。

这两类辅助器具的特点一是灵活性强，部分器材可以通过自己手工制作完成，因此可以灵活适配视障儿童不同年龄段的需求；二是安全性高，这两类辅具从功能上看主要倾向于帮助视障儿童能够学会移动，激发其移动的积极性。因此在选择辅具的时候，家长或者训练指导人员要结合视障儿童的身高体重和移动能力等，选择实用、安全的辅具。要特别注意辅具没有尖角，没有卡住手指、刮破皮的地方。

首先，要帮助视障儿童慢慢熟悉这些辅具，并鼓励儿童在日常生活中使用它们。帮助孩子练习走向熟悉的地标，鼓励他们注意辅助器具并告诉他们关于目标所在地环境的信息。然后通过练习，儿童逐渐认识到辅助器具的作用，而不是将其视为玩具，或用它们敲打墙壁。在使用辅助器具中，儿童应掌握正确的持握方法和手的位置，尽量保持在身前45°（图5－28）。鼓励视障儿童尝试在不同类型的地面上行走，体会不同表面的变化。最终的目的不仅仅是要视障儿童学会使用辅具，而且学会使用听觉、触觉、视觉和回声定位技能。

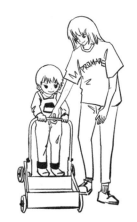

图5－28　儿童使用 AMD
（如小推车）辅助行走

二、盲杖技术

盲杖的使用对于视障人士的出行具有重要意义，是其必备的行走辅具，因此，应该尽早让学龄前视障儿童接触和使用盲杖。

关于盲杖的构造和类型请参见第六章"学龄前视障儿童传统移动辅具"的相关内容。

（一）盲杖的选择

盲杖质量的优劣直接关系着视障人行走的安全程度。盲杖最起码应具备信息传递和提供安全保障两项功能，所以在制作与选择盲杖时应考虑到以下6个方面：①盲杖触地的杖头要坚韧、耐磨，并且具有滑润度；②传导性好，也就是要有相当的强度；③耐久性强；④重量要适当；⑤手部感觉到舒适而不易疲劳；⑥大小、长度要适合学龄前视障儿童的身高、步幅、肩宽、对障碍物的反应时间。一般来说，将你的盲杖杖尖放置在地上，直立时杖柄接触到腋窝附近，这个长度的盲杖是比较合适的。并且学龄前视障儿童使用的盲杖最好选择杖头是金属制的，听觉反馈效果更佳；选择杖身材质轻便，方便儿童操作。

（二）盲杖的使用

当学龄前视障儿童最初接触盲杖时，可能会将盲杖当作一个玩具或者无意义的棍子来使用，可能会随意挥舞，也可能会用其敲敲打打……定向行走教师和家长不用立马加以阻止，而是以游戏的形式将盲杖介绍给儿童。例如给儿童讲一些关于魔法棒的童话故事，将盲杖作为一根可以帮助孩子探险的魔法棒介绍给孩子；也可以让儿童自己给盲杖取名，让孩子将盲杖作为自己的小伙伴；还可以与孩子一起给盲杖进行"装扮"，比如让孩子贴上自己喜欢的彩色胶带或贴画，让孩子真正接纳盲杖，而不是生硬地将盲杖作为一根冷冰冰的工具交给孩子。

在孩子熟悉盲杖，并开始使用它时，定向行走教师和家长可以再适时地向孩子介绍盲杖的构造，让孩子充分了解和熟悉盲杖、接纳盲杖，并鼓励儿童使用盲杖探索周围的环境。此时可以结合前文中自我保护法部分介绍过的通关游戏，鼓励儿童使用盲杖去探索规定路线中的障碍物，并给予及时的强化。

此外，不要过度强迫孩子以标准的姿势使用盲杖。应循序渐进，逐步地让视障儿童认识到盲杖是帮助其安全行走的重要辅具并且学习正确使用盲杖的方法。

1. 盲杖的持握方法

（1）斜持握法。

【动作要领】

● 手的握法：用握手的方法握住杖柄。大拇指在盲杖的上侧；食指自然贴于盲杖扁平一侧，指尖指向杖尖方向；中指和无名指与小指托住杖柄的下端；虎口向前（图5-29）。

● 臂的位置：手握盲杖手柄，手臂伸直在身体的一侧放松下垂。

● 盲杖杖尖触地向前滑动，直至手臂完全伸直。

● 持杖手手腕内转使盲杖尖端滑向身体对侧，杖尖略超出对侧肩外约5厘米。

【注意事项】

● 斜持盲杖的手应该是其惯用的手。

● 持杖的那只手要逐步建立动觉意识，多练习适应盲杖的重量。

● 在拥挤狭窄的地方，持杖的手臂可以稍微弯曲，手握在手柄靠下部分使盲杖更加靠近身体。

- 引导者帮助时刻检查姿势正确与否，但不宜过多强调矫正儿童的姿势。

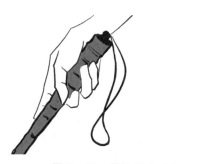
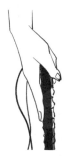

图 5-29　斜持握法手部正面/侧面

（2）垂直握法。

【动作要领】

- 像抓铅笔一样抓握，拇指、食指、中指握住盲杖（图 5-30）。
- 使盲杖与地面保持垂直。
- 持杖手在身体的一侧。

【注意事项】

- 垂直握法盲杖杖尖和地面保持一定的距离，必要时会使用大拇指向下压法（图 5-31）。
- 引导者帮助时刻检查姿势正确与否，但不宜过多强调矫正儿童姿势。

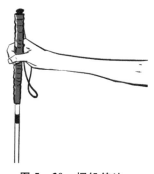
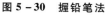
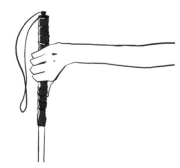

图 5-30　握铅笔法　　　　　图 5-31　大拇指向下压法

2. 持杖行走技能

（1）斜持盲杖行走。

【动作要领】

- 采用斜握法持杖，上臂、前臂和手腕伸直，持杖手大约在大腿前方

113

20 厘米左右。

· 手柄端略超出身体侧 5 厘米左右（图 5 - 32）。

· 杖尖可以在地上滑行，当遇到地面
有裂缝或遇到粗糙的路面时，可将盲杖略
略提起，越过不平整的路面后再恢复原来
的高度。

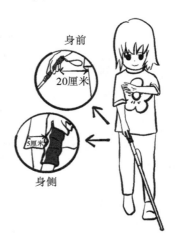

【注意事项】

· 对行走环境有一定的要求：一般在
宽阔通道、较大空间、有边缘线线索时常
用斜杖直线行走的方法，有时在室外比较
熟悉的环境中行走也采用这种方法。

· 在熟悉的环境中沿边缘线行走时，
可以不配合使用上部保护法，但是在陌生
环境中则最好配合使用上部保护法。

图 5 - 32 斜持盲杖行走

· 引导者帮助时刻检查姿势正确与否，
但不宜过多强调矫正儿童姿势。

（2）盲杖触地辨别。

在行走过程中，可通过盲杖杖头反馈的信息辨别运动场、石子地面、
草地等不同地面类型。

【动作要领】

· 用盲杖在地面敲击或滑行时会将地面信息通过盲杖传递到视障儿童
的手上和耳中，儿童可以根据触觉信息和听觉信息判断地面的情况，如辨
别路况、察觉与判断路面障碍物等。

【注意事项】

· 平时使用盲杖行走时必须注意不同质地路面上声音及手感的差异，
积累经验，用于判断地面的情况。

· 引导者帮助时刻检查姿势正确与否，但不宜过多强调矫正儿童
姿势。

（3）盲杖探索障碍物。

【动作要领】

· 在行走过程中，若杖尖碰到障碍物的时候应立即停止前进，可将杖
尖抵住物体，将盲杖缓缓地竖起靠近物体，以了解物体的高度。

· 将不持杖的手虎口靠紧盲杖，四指外展，拇指贴在杖身一侧，从手柄处沿杖身慢慢地向下滑动，以了解障碍物的大小、质地和种类(图5－33)。

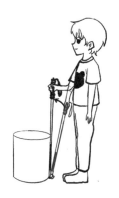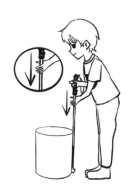

图5－33　持盲杖探索障碍物

【注意事项】

●当盲杖碰到物体后，如果根据发出的声音就可以判断出是什么物体时，就没有必要再用手去探索，只要绕过物体沿着原来的路线向前行走即可。

●如果遇到复杂的障碍物，仅仅使用盲杖不能了解障碍物，可结合使用上部保护和下部保护等技巧，以防该物体有空间探伸而造成伤害，尤其注意不持杖的手不能乱摸，以防危险。

●引导者帮助时刻检查姿势正确与否，但不宜过多强调矫正儿童姿势。

(4)左右点地式行走。

【动作要领】

●盲杖的握法：斜持握法(具体见上文)。

●手腕动作：以手腕关节部位为支点，像鱼摇尾巴那样左右摆动手及盲杖，避免手腕僵直而使盲杖滚摇，手臂保持相对静止。

●盲杖弧形摆动：盲杖依赖于手腕的运动左右振摆。

●盲杖的杖尖在地面的左右两侧击地，左右两侧击地点的距离稍宽于视障儿童肩宽约5厘米。

●杖尖的摆动轨迹如弧形。

●杖尖在移动过程中略高于地面，弧顶高度离地2～5厘米(图5－34)。

【注意事项】

●反复原地练习手部的动作，形成肌肉记忆。

●练习直线行走中的两点触地技巧。

● 开始练习持杖行走时，应该选择比较空旷的广场或行人较少的道路。

● 手腕略微上抬，以防盲杖遇到障碍物时突然停止而戳伤腹部。

● 引导者应时刻检查姿势正确与否，但不宜过多强调矫正儿童姿势。

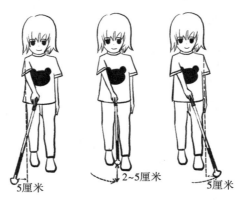

图 5 - 34　左右点地式行走

（5）持杖上、下楼梯。

【动作要领】

● 上楼（图 5 - 35）：

·视障儿童走到梯楼正前面停下，用脚尖接触台阶且与之垂直。

·然后尝试用盲杖探索台阶的高度、宽度、深度及其旁是否有扶手。

·若有扶手，人靠扶手一侧，持杖手伸直，用垂直法握杖，使盲杖与地面垂直，上楼过程中始终用盲杖叩响上一层台阶边缘，当盲杖接触不到上层边缘线时，表明台阶已经走完。

·在行走过程中，视障儿童要注意避免踩到盲杖杖头导致摔跤。

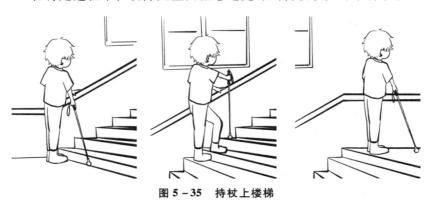

图 5 - 35　持杖上楼梯

●下楼(图 5 - 36)：

·视障儿童在下楼时，首先用盲杖探索台阶最上一层的边缘，用双脚的前脚掌感觉台阶的前沿。

·用盲杖测量台阶的高度、宽度、深度及其旁是否有扶手。

·若有扶手，则碰到扶手后改用斜持法或握拳法下楼，使杖尖始终保持在下一层台阶的上方略高一点点处，当盲杖杖尖触及地面时便知道已经下完台阶。

【注意事项】

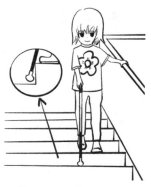

图 5 - 36　持杖下楼梯

●视障儿童要克服恐惧心理，了解和熟悉楼层，充分利用脚掌的感觉与杖尖的点触，多加练习。

●引导者时刻检查姿势正确与否，但不宜过多强调矫正儿童的姿势。

三、其他技术

除了使用传统意义上的盲杖之外，还有一些其他辅具可以将定向和行走两者结合起来。电子移动辅助器(electronic travel aides，ETA)是一种便携式设备，可以发射声呐或激光信号，在移动过程中反射回用户，并转换为听觉和/或触觉信号。这些设备是手持的，或者安装在轮椅或手杖上，通常在移动中提供补充环境中的信息。例如 K - Snoar 就是一款超声波回声定位装置，这个定位装置可以安装在盲杖上面，为视障儿童的出行提供环境信息(参考第六章)。目前市场上涌现了很多各式各类的辅具，教师和家长应该根据视障儿童自身情况和需要合理选购。

第六章 学龄前视障儿童的定向行走辅具及其应用

辅具对于视障者定向行走具有重要的意义，是帮助视障者掌握定向行走技能，实现有效出行，扩大行动范围的重要工具。定向行走包括定向和行走两个部分，因此定向行走辅具也对应分为定向辅具和移动辅具两大类别。

定向辅具有助于视障儿童对环境形成精确的表征，对环境中物体的位置和空间关系有清晰的认识，并构建完整的心理地图；心理地图是儿童对环境物体位置和空间关系的认识，是儿童定向行走的前提，这在前文中已有论述。常见的定向辅具有：触觉地图、模型、计算机虚拟技术、超声波导盲仪、智能眼镜等。

移动辅具偏向于在实际行走时对视障者进行引导，帮助其实时了解环境信息，规避障碍物，安全到达目的地。常见的移动辅具有盲杖、手推玩具等。

目前市面上定向行走辅具种类繁多，但大多是面向视障成人，对视障儿童适配度不高。因此，在为学龄前视力障碍儿童挑选合适的辅具时，需要进一步考虑学龄前儿童的适切度：一方面可以选择已经经过适应性调整的儿童定向辅具；另一方面也可以在儿童日常生活中，尤其是儿童玩具中选择可以替代的物品，以帮助学龄前视障儿童掌握定向行走技能。

本章将全面地介绍定向行走相关辅具。其中一些电子辅具和数字化辅具未必完全适用于学龄前视障儿童，但家长和教师应对其有全面的了解。

第一节 学龄前视障儿童定向辅具

定向辅具（orientation aids）的目的是帮助视障儿童构建心理地图，为行走做好准备。定向辅具包括两大类：一类是辅助儿童了解行走环境的空间布局，也即空间表征，这个过程也称为认知制图，即绘制心理地图的过程。儿童认知制图的辅具包括触觉地图、计算机虚拟技术等；另一类是实际导航指引的辅具，包括视障者步行的 GPS 导航仪，近距离障碍物侦测设备、智能眼镜等。

视障者在陌生环境内进行探索往往存在很多不便，因此建立起自身位置和所处空间之间的精确关系，在头脑中形成完整的认知地图对行走来说事半功倍。对于学龄前视障儿童而言，由于视觉上的信息受已有知识和经验不足的限制，因此借助能提供触觉、听觉等信息的简易辅具来学习空间概念和环境信息十分重要。

一、传统定向辅具

（一）地图辅具（maps）

地图辅具有助于学龄前视障儿童掌握空间概念，学习不熟悉的空间布局等。常用的地图辅具有三大类型：大字印刷地图（large‑print map）；二维的触觉地图（two‑dimensional tactile map）；触觉地图与大字印刷结合的地图（tactile and large‑print map）①。为了使视障儿童能够更加清晰地了解地图信息，制作者可以提供语音信息对地图的细节加以说明。如将信息贮存在平板电脑或存储卡里，当视障儿童的指尖在某一处停留时，平板电脑就会播报相应位置的语音信息。地图的材质和种类形式多样，家长和教师可以根据视障儿童的视力情况、年龄特点、兴趣、难易程度等来选择合适的地图，也可以选择自制地图工具包和孩子一起制作适合孩子使用的地图。

1. 大字印刷地图

大字印刷地图一般适合已掌握一定盲文或汉字的视障儿童使用，儿童可以充分利用剩余视力对地图信息进行把握，并通过盲文或大号汉字对细节信息进行把握（图 6–1）。

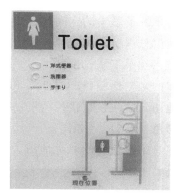

图 6–1　大字印刷地图

---

① William R，Wiener R L，Wiener B B. Foundations of orientation and mobility. AFB Press，2010：301.

2. 触觉盘（the tactile plate）

触觉盘是帮助视力障碍儿童练习触摸，学习空间和方位概念的简易工具，它适合初学者使用（图6-2）。研究表明，视障儿童在4岁的时候就可以开始使用触觉地图学习一些空间概念和映射概念（mapping concept）①。因此，在学习使用触觉地图之前，家长可以先选择简单的触觉盘来学习空间方位的概念。

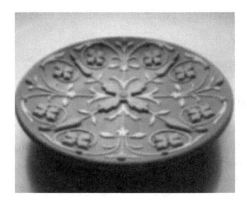

图6-2　触觉盘

（图源：Rener R. The 3D Printing of Tactile Maps for Persons with Visual Impairment[C]. International Conference on Universal Access in Human - Computer Interaction. 2017.）

3. 触觉地图

在掌握了基本的空间概念之后，可以进一步选择触觉地图来学习如何对环境信息进行整体表征。根据材质和制作技术的不同，触觉地图分为很多种类，如手工制作拼贴的触觉地图、热塑机制作的触觉地图、热敏复印机制作的触觉地图（图6-3）、3D打印的触觉地图（图6-4）、铁制（金属）触觉地图、磁条模型拼板（图6-5）、立体笔手工制作的触觉地图、可触摸阅读彩色图册等等（如图6-9）。对于学龄前视障儿童，应尽量选择色彩对比明显、难度适宜的触觉地图。

---

① William R，Wiener R L，Wiener B B. Foundations of orientation and mobility. AFB Press，2010：301.

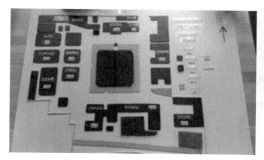
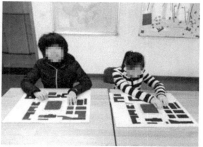

图 6 - 3　手工制作拼贴的触觉地图

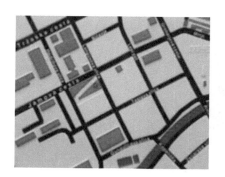
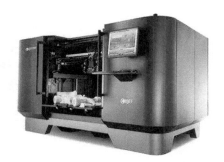

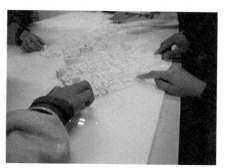

图 6 - 4　3D 打印的触觉地图

（图源：Rener R. The 3D Printing of Tactile Maps for Persons with Visual Impairment[C]. International Conference on Universal Access in Human – Computer Interaction. 2017.）

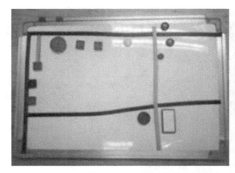
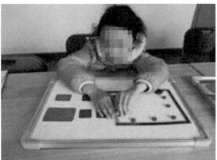

图 6 - 5　磁条模型拼板及手工制作拼贴的简易触觉地图

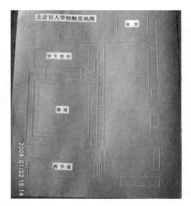

图 6 - 6　**Tiger** 机制作的触觉地图

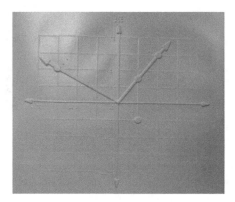

图 6 - 7　热塑机制作的触觉地图

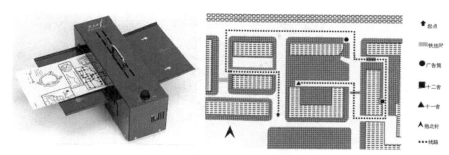

起点

铁丝网

广告筒

十二舍

十一舍

指北针

线路

图 6 – 8　热敏复印机制作的触觉地图

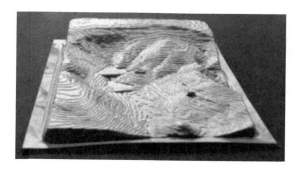

图 6 – 9　亚克力板制作的触觉地图

引自：http://www.tactilebooks.org/tactileguidelines/page6.htm。

4. 触觉与大字印刷地图

触觉与大字印刷地图是通用设计很好的例子，它结合了触觉地图和大字印刷地图的特点，最大限度地利用了视觉和触觉两种感官，因此对明眼人和有视力障碍的个体而言都很适用。这类地图常常出现在一些公共场所（如下图），视障儿童在外出游玩时可以尝试发现（图 6 – 10，6 – 11）。

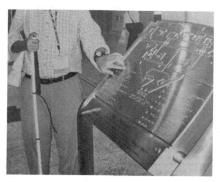

图 6 – 10　公共交通站的触觉盲文地图

123

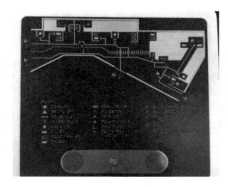

图 6 – 11 公共交通站的触觉盲文地图(带语音)

引自：William R，Wiener R L，Wiener B B. Foundations of orientation and mobility[M].
AFB Press, 2010。

5. 触觉地图制作工具包(the picture maker)

触觉地图制作工具包是一套用于自行创建地图的材料包。它包括一块毛毡覆盖的板，以及各种以无数图案和形状且可以粘贴到板上的魔术贴(图 6 – 12)。这套工具具有多功能、重量轻、方便携带、操作简单等特点，家长和教师应该积极鼓励视障儿童参与环境的布置，从而形成一定的空间概念，生动形象地学习街道布局、十字路口、路线模式、城市街区安排等复杂的信息。由于工具包色彩鲜艳，有很多 3D 立体材料，材质多样，因此对触觉和视觉学习者而言都非常友好，甚至还对开发儿童的创造力、理解数学和科学中的图标信息有帮助(图 6 – 13)。这套工具适合各个年龄段的人，尤其适合低龄视障儿童。但需要注意，由于工具包中有很多小的零部件，为了防止儿童吞咽，5 岁以下的儿童需要在成人陪护下使用。

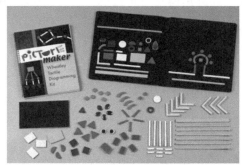

图 6 – 12 触觉地图工具包(wheatley tactile diagraming kit)

引自：https：//www. aph. org/product/picture – maker – wheatley – tactile – diagramming – kit/。

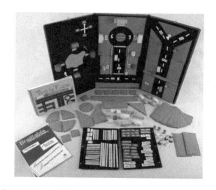

图 6 – 13　触觉地图工具包（Tactile town：3 – D and O & M graphics kit）

引自：https：//library. prcvi. org/Permalink/catalog25879。

（二）模型辅具（models）

模型辅具即用三维立体的方式来表现空间布局的客观状态。相较于地图来说，模型往往采用更高标准的比例、材质和颜色，比地图更贴近真实情况。模型的表达更为直观形象，非常适用于视力较差的视障儿童去学习和掌握环境信息①。如建筑物、车辆和十字路口（图 6 – 14，6 – 15），它们的实物很大，视障儿童难以通过触摸实物来了解原物体的全貌，因此使用模型来学习十分形象。另外，模型应该尽可能按照原比例放大或缩小，并且在讲解的时候说明模型和原型的区别。

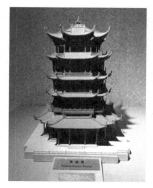

图 6 – 14　黄鹤楼模型

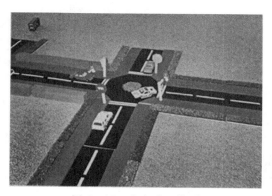

图 6 – 15　十字路口模型

---

①　William R，Wiener R L，Wiener B B. Foundations of orientation and mobility. AFB Press，2010：301 – 303.

除了购买模型辅具外，家长和教师还可以利用日常生活中常见的材料自行制作模型，比如用乐高(LEGO)积木来模拟建筑和社区，或者选购相关主题适合学生感知特征的玩具，如停车标志、红绿灯、天桥等。

二、电子定向辅具

(一)声音定向辅具

1. 声音定位装置(acoustic orientation device)

声音定位装置是一种帮助视障儿童练习声音定位的简易装置(图6-16)。使用前，家长或教师把5个指示牌(地标)分别放在不同的位置，如书桌、浴室等。使用时儿童手持控制盒，盒子上有5个凸起的不同形状和颜色的按键，分别对应5个指示牌(地标)，当按下某个按钮时，相应的指示牌(地标)就会发出"哔哔"声，控制盒会发出预先录制的声音，如"这是你的桌子"。视障儿童根据声音信号寻找目标物，从而练习定向技能。

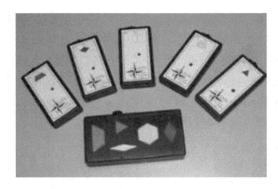

图6-16　声音定位装置

引自：https：//www. slideserve. com/niveditha/rehabilitation - engineering - and - assistive - technology。

2. 路线描述设备(route descriptions)

以口头语言或者书面文字的形式详细描述出行路线以及地标，类似于描述地图。它有助于帮助个体描述路线信息，减轻了视力障碍对于地图信息的记忆负担，减少定位目的地所需要的时间[1]。如 Talking Sign 是一款利用红外线发射器和手持天线来实现导航的装置。语音信箱可以编码成为无形的红外线广播信号。当用户用该设备瞄准接收器，在10~60步(3~18.3

---

① William R，Wiener R L，Wiener B B. Foundations of orientation and mobility. AFB Press，2010：301-302.

米）的范围内，可以接收到语音信号①。语音信息往往能够描述关于环境信息的细节，因此对于学龄前视障儿童而言，路线描述可以进一步补充细节信息，以便于儿童对环境信息有更细节的把握，并加深记忆。

（二）电子地图（digital maps）

随着计算机的发展，电子地图得到了广泛的应用。电子地图的空间数据信息或地理信息系统可由电脑程序读取并以视、听、盲文等不同方式呈现②。空间信息系统（geographic information system，GIS）数据库是根据地球上每个位置的经度、纬度、海拔高度来建立相应的坐标轴，形成一个庞大的数据库，可以显示一个城市的道路、自然地貌、公交路线、住宅建筑等等，附加信息也可以通过编码加入到其中，并且 GIS 地图的信息输出不仅仅可以显示在屏幕上，而且可以以打印、音频、触觉、盲文等多种形式输出。GIS 的信息量、尺寸大小等可以根据用户的需求来调整，免去了纸质地图按比例绘制和重复绘制的繁琐工作，非常人性化。

（三）语音（触摸）指南针（tactile/audible compass）

指南针是帮助视障儿童出行时明确方向和路径的有效工具。学龄前儿童在学习方位概念时往往先学习"前、后、左、右"等基础知识，然后进阶到"东、西、南、北"，提升到新的水平，相较于前者，后者的方向是永恒的③。指南针的种类也很多：传统的、电子的、触觉的、听觉的等等。不管是哪种类型的指南针，一般来说都比较小巧便携，操作简单，适合学龄前视障儿童使用。其中电子指南针（electronic compass）以语音和触觉的形式为用户指出东、南、西、北、东北、东南、西北、西南 8 个方向，并且，相较于传统的指南针而言，不容易因为定位或者操作不当引起用户错误（图 6 - 17）。

---

① William R，Wiener R L，Wiener B B. Foundations of orientation and mobility. AFB Press，2010：266.

② William R，Wiener R L，Wiener B B. Foundations of orientation and mobility. AFB Press，2010：301 - 302.

③ Using Compass Directions in Orientation and Mobility. https：//familyconnect. org/ browse - by - age/grade - schoolers/transition - to - independence - grade - schoolers/using - compass - directions - in - orientation - and - mobility/

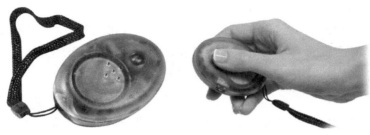

图 6 – 17　语音（触摸）指南针

（四）计算机虚拟技术

1. ABES（audio – based environments simulator）

ABES 是一款虚拟环境软件，旨在通过在虚拟环境中寻找路径，提高视力障碍者在真实世界中的导航技能。这款软件以游戏的形式呈现，极具趣味性，使用时可以选择适合学龄前视障儿童的简单地图，使儿童既可以体验到游戏的乐趣，又可以通过游戏提升探索真实环境的能力（图 6 – 18，6 – 19）。

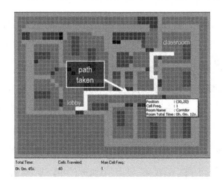

图 6 – 18　虚拟环境游戏 ABES

引自：https：//www.jove.com/cn/v/50272/development – an – audio – based – virtual – gaming – environment – to – assist – with。

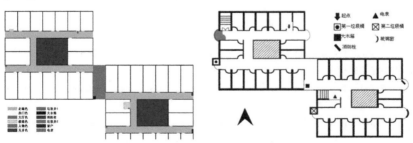

图 6 – 19　计算机虚拟技术模拟环境地图

2. BLINDAID

BLINDAID 是一款虚拟环境（environmental system，VE）系统，帮助视障者了解新的环境信息。BlindAid 是一款可以在个人电脑上安装的应用软件，配合触觉设备和立体声耳机使用。视障儿童可以通过应用软件模拟定向行走，熟悉新环境，同时提升探索真实环境的能力①。

3. HOMERE

HOMERE 系统是一款针对视障者的虚拟现实系统，使用时视障儿童可以使用虚拟盲杖对虚拟环境（virtual environments，VE）进行探索，对于学龄前视障儿童而言，在没有成年人陪护下独立出行可能存在一定的难度，因此通过还原儿童日常生活地场景的虚拟训练可以让儿童体会到"真实"的声音、太阳温度、盲杖触地等各方面的信息反馈，进而训练定向行走，在虚拟场景中体验出行的快乐（图 6 - 20，6 - 21，6 - 22）。

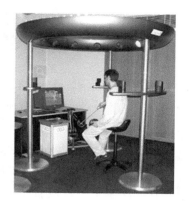

图 6 - 20　HOMERE 系统

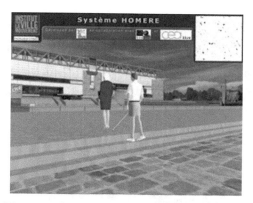

图 6 - 21　HOMERE 系统虚拟环境的视觉反馈

---

① Schloerb D W, Lahav O, Desloge J G, et al. BlindAid：Virtual environment system for self - reliant trip planning and orientation and mobility training. Haptics Symposium. IEEE，2010：363 - 370.

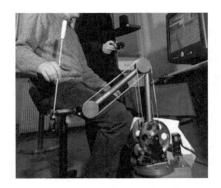

图 6 - 22 HOMERE 虚拟盲杖

引自：Lécuyer A，Mobuchon P，Mégard C，et al．HOMERE：a Multimodal System for Visually Impaired People to Explore Virtual Environments[C]．IEEE Virtual Reality．IEEE，2003。

（五）全球定位系统（global positioning system，GPS）

GPS 是一项长期被军方用于精确导航和获取定位信息的技术，现在被普通大众广泛使用。当位置信息被录入数据库时，实际的街道地址、地标、指路点等信息会在恰当的时间传输给用户，用户需要使用 GPS 接收器获取位置信息。视力障碍儿童使用的 GPS 导航设备包括以下几种：

1. BraileNote GPS

BraileNote GPS 仪器是一款让视障者基于 GPS 信息进行定向的辅助仪器（图 6 - 23）。通过该仪器，可以知道个体到目的地的距离、方向；移动的速度、方向、高度等信息。信息可以以盲文和语音等形式呈现，帮助视障儿童获取环境信息。其中标题模式（也称行驶方向）可以根据个人偏好进行设置。

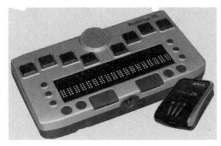

图 6 - 23 BraileNote GPS

引自：William R W，Richard L W，Bruce B B．Foundations of orientation and mobility[M]．AFB Press，2010：314。

2. Trekker Bluetooth GPS

Trekker Bluetooth GPS 是一款帮助视障者获取位置信息和行走的辅助仪器（图 6-24）。它有软件地图和语音软件，拥有语音访问、语音指路和路线报告等功能；有街景背包模式、机动车模式、自由模式等多种模式，使用者可根据需要进行切换。地图存在储存卡上，通过无线蓝牙传输信息，使用时一般放在肩膀的位置①。GPS 接收器只有手机大小，便于学龄前视障儿童携带使用。

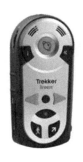
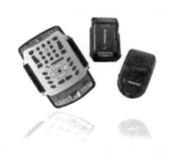

图 6-24　Trekker Bluetooth GPS

引自：https：//www. pathstoliteracy. org/technology/accessible - gps - devices - and - apps。

3. BlindSquare

BlindSquare 是 一 款 iPhone（或 iPad）应用程序，它使用手机的 GPS 来确定用户位置，然后使用来自 FourSquare 的数据提供个体周围环境的信息，通过语音的形式告诉使用者②（图 6 - 25）。年龄稍大的视障儿童可以在家长的帮助下，学习操作使用。但能否掌握需视个体情况而定。

4. 百度地图

百度地图是国内一款手机应用程序，拥有 GPS 定位服务、语

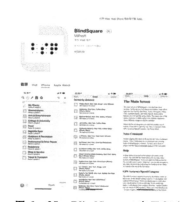

图 6-25　BlindSquare 应用程序

引 自：https：//apps. apple. com/cn/app/true/id500557255#? platform = iphone。

---

① 谌小猛，张健. 学龄前视障儿童定向行走训练指南. 北京：北京出版社，2018：58.

② Blindsquare：https：//www. blindsquare. com/

音导航、地点查询、打车等功能，可以为视障用户提供准确的出行信息（图6-26）。并且，百度地图为保障残障人群在外出行的便利和安全，推出了无障碍语音交互、无障碍电梯、无障碍洗手间地点信息的查询等服务。年龄稍大的视障儿童可以在家长的帮助下，学习操作使用。但能否掌握需视个体情况而定。

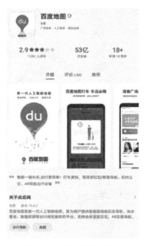

图6-26　百度地图应用

第二节　学龄前视障儿童移动辅具

移动辅具（mobility aids）是帮助视障儿童出行的辅具。它分为主要辅具和辅助性辅具两大类。前者可以单独使用，如盲杖。后者不能单独使用，仅能作为前者的辅助设备，如K声呐。学龄前视障儿童发育，在力量、身高等方面受限，因此在选择行走辅具的时候需要考虑到儿童的现有发展水平和最近发展区。为了适应学龄前期视障儿童的需要，定向行走专家往往会为其选择改良型移动辅具（adaptive mobility devices，AMD），AMD形状种类非常丰富（图6-27）。通过使用改良型移动辅具，可以大大提高儿童移动的能动性；但同时其不足之处在于比较笨重、不灵活。AMD具有过渡性质，为之后学习使用长盲杖（long cane）做准备。目前大多数专业人员会使用常见的材料（如PVC、滚轮等）来制作或改造AMD。

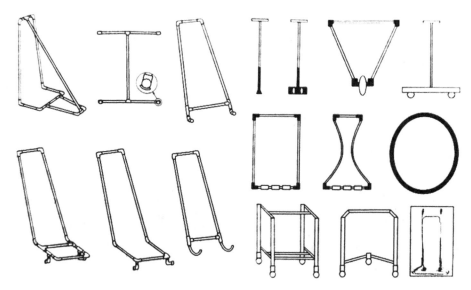

图 6 – 27　学龄前儿童移动辅具

引自：William R，Wiener R L，Wiener B B. Foundations of orientation and mobility[M]. AFB Press，2010：248 – 250。

一、传统移动辅具

（一）手推玩具（push toy）

在合适的年龄，手推玩具和其他玩具可能有助于发展视障儿童概念，并有助于视障儿童日后使用盲杖的学习。儿童可以用它们作为探索环境的工具，练习绕过障碍物；手推车也为儿童提供一定的保护，在某些情况下可充当缓冲器。

但值得注意的是，手推玩具只适用于一定年龄段的视障幼儿。虽然普通儿童很早使用助行小推车似乎对他们来说影响不大，这是因为普通儿童还有其他多种运动的可能性和机会，但是对于视障儿童来说，相对缺乏其他运动机会，如果再提早使用助行手推车，则可能对其造成不可逆的动作神经发育紊乱。因此定向行走教师和家长不能过早让视障儿童使用手推玩具，也不能长期使儿童依赖手推玩具行走。

市场上可购买的手推玩具有多种，下面介绍常见的种类。

1. 微型玩具割草机

微型玩具割草机是一种儿童玩具，儿童在玩微型玩具割草机的时候能听到珠子跳动的声音，体会劳动的乐趣，同时又能学会探索前方道路（图 6 – 28）。

2. 木制推车

儿童在推动木制推车的时候会听到珠子跳动的声音，有听觉的反馈信号，同时又能学会探索前方道路（图6－28）。

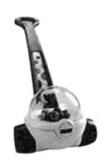

图6－28　微型玩具割草机

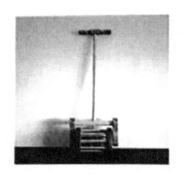

图6－29　木制推车

引自：谌小猛，张健．学龄前视障儿童定向行走训练指南［M］.北京：北京出版社，2018：59。

3. 玩具购物车

玩具购物车是超市中常见的一种购物工具，一般是成人在购物时儿童坐在小车内，被推动行走（图6－30）。这里可以让视障儿童站在车后推动玩具购物车前行，在这个过程中儿童既能体验到购物的快乐，同时又能学会探索前方道路。

4. 娃娃车

娃娃车是出行时装婴儿的小车。学步中的视障儿童可以站在娃娃车的后侧，推动娃娃车前行（图6－31）。儿童总是会有意识或无意识地模仿成年人的动作，在推小车的过程中，儿童既能体验到角色扮演的快乐，同时又能学会探索前方道路。

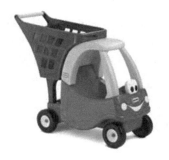

图6－30　玩具购物车

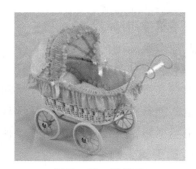

图6－31　娃娃车

引自：https：//www.ojcommerce.com/regal_doll_carriages/p_p2231/alexandra_doll_play_pram。

5. 爆米花手推车

爆米花手推车是一种儿童玩具车，学步中的视障儿童可以站在小车后推动小车前行，前行时儿童能听到珠子跳动的声音，带来声音上的愉快刺激，同时又能探索前方道路（图 6 – 32）。

6. 扭扭车

扭扭车又称摇摆车，是一种常见的儿童玩具小车，它不用充电、不用脚蹬，只需左右转动方向盘，就可随意前后行驶（图 6 – 33）。它操作简单、安全，不占空间，外形多样，具有趣味性，深受学龄前儿童喜爱。视障儿童同样可以在空旷的场所通过玩扭扭车来探索周围环境，还能拉近和普通儿童的距离。

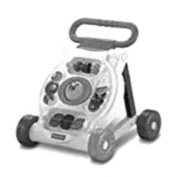

图 6 – 32　爆米花手推车

引自：https：//www. wonderbaby. org/articles/anticipators。

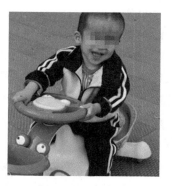

图 6 – 33　扭扭车

引自：https：//zh. bethelchina. org/our – projects。

7. 曲棍球棒（hockey sticks）

曲棍球棒可以是真实的也可以是假的或者仿制的。视障儿童可以通过推移曲棍球棒来探索前方道路（图 6 – 34）。

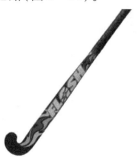

图 6 – 34　曲棍球棒

引自：https：//www. snapdeal. com/product/flash – wooden – field – hockey – sticks/1502502683。

(二)适应性移动装置

学龄前视障儿童因其身体和心理发展的特殊性，视障成人所使用的移动装置难以直接适用于学龄前视障儿童，而是需要经过一定的调适，才能使其适应学龄前视障儿童。

AMD 的优点在于能够提供比盲杖更大的保护弧度，为儿童提供极大的身体保护，方便低幼视障儿童和视多障儿童使用；对不会和/或不能使用盲杖的儿童最为适用。

AMD 的缺点则在于往往需要两手并用，不能腾出一只手来沿物行走（trailing）；不适用于经过拥挤和狭窄通道；在上下楼梯时使用会有危险；在很多户外场地用起来也比较困难。

1. 呼啦圈（hula hoop）

呼啦圈由 Gene Healy 设计而成，是由弹性塑料制成的圆环形圈，通常是放在腰间摇转，是锻炼身体的一个工具（图 6-35）。视障儿童可借助推移呼啦圈行走，一方面呼啦圈可以帮助视力障碍儿童保持身体的平衡和稳定，另一方面可以帮助视障儿童探测路况，减少因为对路况不清楚造成的磕碰。

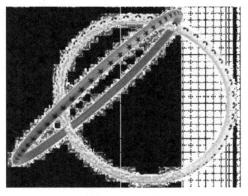

图 6-35　呼啦圈

2. 推式扫帚型盲杖

推式扫帚型杖头和盲杖相连接，杖头有两个轮子，以便于使用时可以向前推（图 6-36）。相较于普通直杖来说，这种杖头前方覆盖面更宽，更方便检测前方障碍物，由于有轮子，行动起来比较省力，非常适合学龄前视障儿童使用。

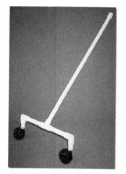

推式扫帚型盲杖（跑步盲杖）

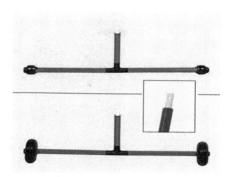

推式扫帚型杖头

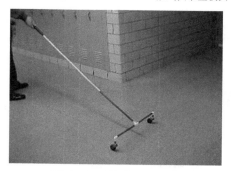

图6－36　推式扫帚型盲杖

3. 折叠式矩形盲杖

折叠式矩形盲杖一般是由轻巧的玻璃纤维或者 PVC 材料制成，有大、中、小三种型号；两种材质的轮子分别适用于一般的室内和室外环境，农村及粗糙的城市地面（图6－37，6－38）。由于其轻巧、覆盖面积广，视障儿童在使用时一方面可以很好地保护自身，同时也能探索前方道路。

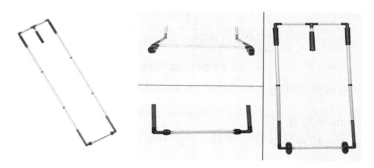

图6－37　折叠式矩形盲杖

引自：http://www.nattiq.com/en/node/1302。

137

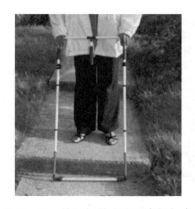

图 6 - 38　使用折叠式矩形盲杖行走

引自：https：//www. sauerburger. org/dona/amd. htm#wheel。

4. 工型盲杖

工型盲杖一般由 PVC 材质制成，轻便且容易携带（图 6 - 39）。视障儿童在使用时，工型盲杖一方面可以保护儿童，另一方面可以帮助视障儿童探索前方道路信息。

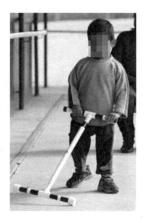

图 6 - 39　"工"型杖

引自：谌小猛，张健. 学龄前视障儿童定向行走训练指南[M]. 北京：北京出版社，2018：62。

5. Autofold 盲杖

Autofold 盲杖有两种可调节尺寸（适用于成人和儿童），它们由飞机级别铝制材料制成（图 6 - 40，6 - 41）。视力障碍儿童可以选择儿童尺寸。

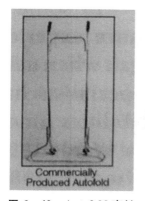

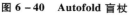

图 6 - 40　**Autofold 盲杖**

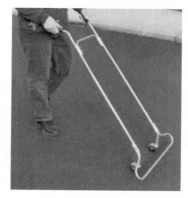

图 6 - 41　**使用 Autofold 盲杖行走**

引自: William R, Wiener R L, Wiener, B B. Foundations of orientation and mobility[M]. AFB Press, 2010: 248 - 250; https://www.sauerburger.org/dona/amd.htm。

6. 两端延长的弧形杖

两端延长的弧形杖由 PVC 管制成, 比较轻便, 视障儿童可以借助其在路面上行走, 一边保护自己, 一边探索前方道路(图 6 - 42)。

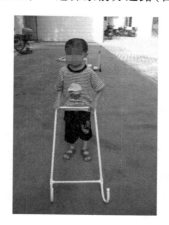

图 6 - 42　**延长型的两端弯曲弧形杖**

引自: 湛小猛, 张健. 学龄前视障儿童定向行走训练指南[M]. 北京: 北京出版社, 2018: 61。

7. 串联关节（训练辅助设备）（图 6 - 43）

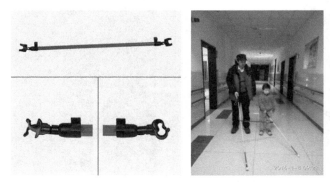

图 6 - 43　串联关节

8. 自制移动辅具

为了满足个别视障儿童的特殊行动需要，或者出于经济上的考虑，有时候需要家长自制一些适合儿童特殊需要的辅具。如由定向行走专家指导设计和建造简单的、采用低成本聚氯乙烯（PVC）材料制成的个性化自适应移动辅具。

（三）盲杖（long cane）

盲杖是定向行走的标志性辅具，这也是使用最多的出行辅具①。

盲杖分为 4 个部分：腕带、杖柄、杖体以及杖头。

（1）腕带：一般由松紧带或其他适宜粗细的带子制成，学龄前视障儿童在行走时将腕带套在手上可以防止盲杖滑落，闲置的时候可以将盲杖挂起。

（2）杖柄：这个部位是学龄前视障儿童抓握的地方，主要使用皮革或橡胶等材料制成，长度根据不同类型的盲杖灵活调整。

（3）杖体：这是盲杖的主体部分，通常使用比重较轻的硬质铝合金，直径在 10 ~ 22 毫米，长度不一。

（4）杖尖：杖尖是盲杖和地面接触的部分，一般是用尼龙或者塑料制成，也有金属质地的。行走时地面的状况通过杖尖传至杖体然后传递到学龄前视障儿童的手部。

为了适应不同的视障群体的需求，盲杖有很多种类型。盲杖根据自身结

---

① 谌小猛，鲁明辉. 盲人定向行走辅具的发展现状. 中国特殊教育，2017（09）：15 - 20.

构特点分为固定式（图 6 - 44）、折叠式（图 6 - 45）、折叠可调式和伸缩式；根据使用对象可分为大、中、小 3 个号，大、中 2 个号质量为 m≤0.6 千克，小号质量为 m≤0.4 千克；杖头可以有多种类型，包括蘑菇型杖头、铅笔型杖头、滚球杖头、金属型杖头、滚轮型杖头、单轮式杖头等（图 6 - 46）。

根据《国际白杖法》的规定，盲杖应该是白色或银白色并由红色反光胶带裹着杖身。普通盲杖主体多为白色，一个宽度为 70 ~ 100 毫米的红色条纹位于盲杖的上 1/3 处以使盲杖更加醒目。通常情况下成年人使用的盲杖从手柄底部 9 厘米处算起，用三段红色反光胶带包裹杖身，每段长 11 厘米，每段之间的距离为 9 厘米。盲杖的长度以保持杖尖能触及行走中视障人士前方一步的地面为宜，因此盲杖的长短不一。

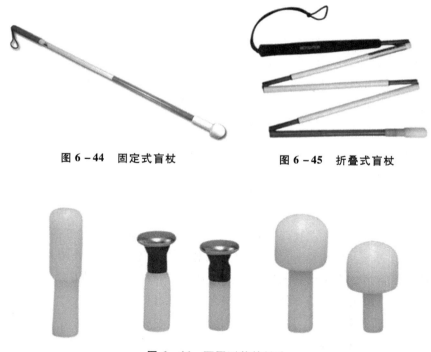

图 6 - 44　固定式盲杖　　　　　图 6 - 45　折叠式盲杖

图 6 - 46　不同形状的杖头

部分视障儿童很早就开始学习使用盲杖。使用盲杖可以有效地帮助儿童发现障碍物、找寻掉落的物品；便于使用盲杖的同时使用单手沿物行走；也可配合人导法使用。尽早教会儿童使用盲杖，有利于增加儿童活动的自由度，增加其对环境的探索能力，增加儿童、家人以及其他人对盲杖的接纳度。

141

但不少教师和家长对什么时候开始介入盲杖教学的意见并不统一。有的教师和家长担心孩子太小，缺乏动作控制能力和协调能力；担心孩子可能会用盲杖伤到别人；担心孩子可能会因过早学习盲杖而养成一些不正确的姿势习惯，害怕小时候学到的错误的持杖方法很难再改过来；认为孩子还小，经常都有成人陪伴，在熟悉场景中也不需要盲杖等等。但是持上述观点的教师和家长可能存在一些认识的误区，即学龄前视障儿童学习持杖行走的关键不在于他们能掌握多少"正确"的技能，而是在于培养他们使用盲杖的习惯，及早地、更好地接受使用盲杖。有研究表明，太晚介入盲杖教学对视障儿童存在潜在的不利影响，例如不利于视障儿童概念的发展；许多儿童对盲杖的接受度低；对独立行走移动存在难以克服的恐惧心理；独立行走时缺乏自信等。可见，及早开始盲杖使用的教学百利而无一害，因为掌握定向行走的技能是帮助视障儿童真正独立的关键！

　　需要注意的是，视障儿童开始学习持杖行走技能必须以相应的运动能力发展水平为基础。当儿童独立行走时能将双手自然垂于身体两侧前后摆动，则被视为已经具备持杖行走所需的基本运动能力和平衡能力了。总之，如果视障儿童在身心各方面都准备好了，让其学习使用盲杖就没有任何坏处。

　　同时，视障儿童完全掌握持杖行走技能的时间是与儿童的年龄和能力水平相当的。例如个别持杖的技巧、手指位置、行走时盲杖在身前的标准位置等技巧对于学龄前视障儿童而言掌握起来比较困难。因此，对于学龄前视障儿童来说，此阶段学习的持杖行走技能被称为持杖行走前技能。

　　值得强调的是，在视障儿童学习持杖行走的过程中，父母的参与非常重要！定向行走教师指导儿童的时间有限，教师应该首先教给家长技能，家长在日常生活中帮助和鼓励孩子使用持杖行走的技能才最有效。

　　适合学龄前视障儿童使用的盲杖有以下几种。

1. 直杆儿童盲杖

　　直杆儿童盲杖属于固定式盲杖，尺寸较小，重量较轻，适合视障儿童行走，家长教师可以根据儿童的身高等来挑选适合的盲杖（图6-47，6-48）。如下图是一款适用于低视力儿童的盲杖，长度73mm，手柄有防滑处理，杆身贴有反光膜，杖头可旋转，在接触地面或物体时产生震动传导信号，给予儿童反馈（图6-49）。

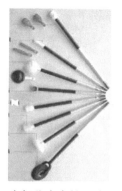

图 6 – 47 直杆儿童盲杖可选的不同杖头

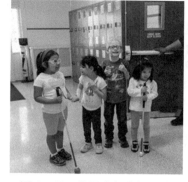

图 6 – 48 使用直杆盲杖行走

引自：https：//familyconnect. org/browse – by – age/preschoolers/transition – to – independence – pre-schoolers/orientation – and – mobility – for – blind – preschoolers/。

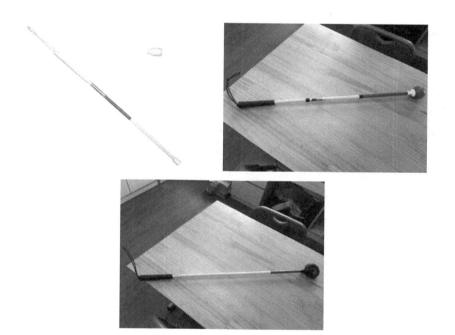

图 6 – 49 直杆儿童盲杖 Ⅴ – 843A

引自：http：//www. tocpad. com/product/product – sample – detail？ sku = 186。

2. 折叠杖

相比较普通直杖来说，这类盲杖可折叠，不占空间，方便携带和存放（图 6 – 50）。当儿童暂时不需要使用时，就可以把盲杖折叠好放进随身携

143

带的背包里，而不用一直用手拿着盲杖，这样解放了双手，也不需要考虑把盲杖暂时放在什么位置比较合适。等到再次需要时直接从包里拿出使用即可，省去了拿回和存放的时间，也不容易丢失。

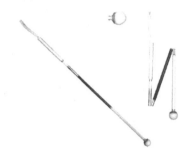

图 6 – 50　折叠式儿童滚轮盲杖 V – 847A

引自：http：//www.tocpad.com/product/product – sample – detail？sku＝186。

3. 盲聋杖

盲聋杖的杖体由红、白两种颜色组成。杖体的长度根据使用人的高度不同而有所不同，杖尖根据使用的道路环境的不同也有很大的差别，有的是金属头，抗磨损性能较强，有的是弹簧头，遇到小障碍可以自动弹开，还有的是可沿着地面滚动的轮子或金属球（图 6 – 51）。

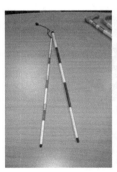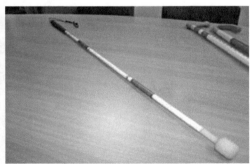

图 6 – 51　盲聋杖

（四）电动移动辅具

1. 儿童爬行器

儿童爬行器不仅限于视障儿童，适用于低龄儿童和有出行障碍的儿童（图 6 – 52）。缺乏独立的行动能力可能会导致他们的认知、感知、社交和情感发展延迟，而这些都与运动密切相关。儿童大约 3 岁的时候开始使用电动移动设备(powered mobility devices)①。儿童爬行器可以帮助儿童训练腿部力量,学习爬行(如下图)。

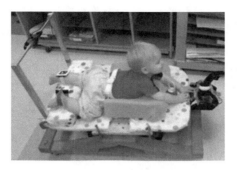

图 6 – 52　儿童爬行器

引自：Chen Xi, Liang Sherry, Dolph Stephen, Ragonesi Christina B., Galloway James C., Agrawal Sunil K. Design of a Novel Mobility Interface for Infants on a Mobile Robot by Kicking[J]. Journal of Medical Devices, 2010, 4(3)。

2. 操纵杆机器小车

操纵杆机器小车不仅限于视障儿童,适用于低龄和有出行障碍的儿童。视障婴儿在使用时可以操纵小车的操纵杆,小车随之移动。该辅具可以训练婴儿上肢力量,同时感知方向和移动(图 6 – 53)。

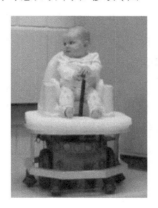

图 6 – 53　操纵杆机器小车

引自：Hélène M. Larin, C. W., Dennis, S. S. Development of robotic mobility for infants：rationale and outcomes[J]. Physiotherapy, 2012, 98(3)。

---

① Chen X, Liang S, Dolph S, et al. Design of a Novel Mobility Interface for Infants on a Mobile Robot by Kicking. Journal of Medical Devices, 2010, 4(3).

3. 电动玩具车

电动玩具车是一种常见的儿童玩具车，这种小车由电池驱动，儿童坐在车座上骑行时，能体验到骑行时"瞬移"的快乐，同时又能探索周围环境（图6-54）。

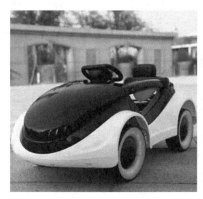

图 6-54 电动玩具车

（五）助行器

1. 标准助行器

视障儿童和普通儿童一样在12~13个月大时开始行走，而还有一部分视障儿童在30~32个月大时才开始行走①。助行器比较适合初学步的视障儿童，或者有行动障碍的视多障儿童使用。可供学龄前视障儿童使用的助行器主要包括标准助行器和轮式助行架。

标准助行器是一种三边形（左右两侧和前面或左右两侧和后面）金属框架，无轮子。使用时儿童把手放在手柄上，依靠助行器提供力量支撑身体，维持稳定，标准助行器是最简易的助行器（图6-55）。

2. 轮式助行器

轮式助行器的车架一般是铝合金材料，可以折叠，折叠后体积较小，不占空间，方便携带和存放。与标准助行器不同，轮式助行器一般有两个或四个脚轮，下图是四个单向行驶的脚轮，耐磨防滑。助行器的把手是泡沫材质，防滑舒适（图6-56，6-57，6-58）。儿童在行走的时候可以沿

---

① Gori M, Cappagli G, Tonelli A, et al. Devices for visually impaired people：High technological devices with low user acceptance and no adaptability for children. Neuroscience and Biobehavioral Reviews，2016，69.

着助行器阶梯扶手站起来，然后一步步前行。另外，家长和教师可以根据
孩子身高的变化随时调整助行器的高度。

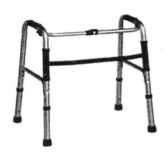

图 6 - 55　标准助行器

引自：谌小猛，张健. 学龄前视障儿童定向行走训练指南［M］. 北京：北京出版社，2018：67。

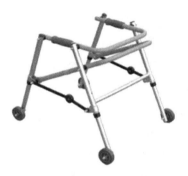

图 6 - 56　泰康可折叠轮式儿童助行器 5620B

引自：http：//www. tocpad. com/product/product - sample - detail？ sku = 365。

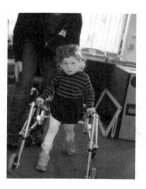
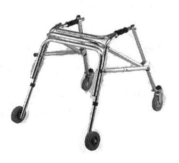

图 6 - 57　低视力脑瘫儿童用轮式助行器行走

引自：https：//www. perkins. org/orientation - mobility/。

147

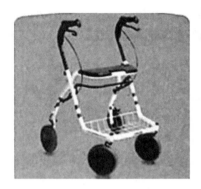

图 6 - 58　滚动助行器

引自：谌小猛，张健. 学龄前视障儿童定向行走训练指南[M]. 北京：北京出版社，2018：68。

二、电子移动辅具

（一）超声波传感器和声呐设备

超声波传感器技术是通过超声波来检测环境中的障碍物，以给使用者反馈的一项技术。这项技术可以应用到视障儿童出行的诸多设备上，以提供更多的反馈，保障视障儿童的安全出行。

1. 超声波盲杖（ultracane）

ultracane 通过从两个传感器发射超声波，来检测街道设施和其他障碍物（图 6 - 59）。通过将拇指放在手柄上的两个振动按钮上向用户提供触觉反馈。当盲杖侦测到障碍物时，手会感到震颤，越靠近障碍物，按钮振动的频率越高，个体感到的震颤越强烈。该盲杖有两个距离侦测模式，短距离模式用来侦测前方 2 米内的障碍物，此模式比较适合于人口密集的街区，长距离模式用来侦测前方 4 米内的障碍物，此模式比较适合于空旷的公共场所，如大厅和广场。另外它还可以侦测盲杖手柄上方 1.6 米的障碍物，从而全方位保护使用者。当盲人使用它时，不同距离障碍物会使不同的按钮发生震颤，从而提示盲人前方障碍物的距离。盲杖依靠电池提供动力，且耗电少，在还剩 45 分钟时，盲杖会发出低电量信息提示，从而使用户更换电池。

对于学龄前视障儿童而言，超声波盲杖并不常用。如果家庭有条件、有意愿让孩子使用超声波盲杖，则首先要注意选择适合其尺寸的超声波盲杖，其次要确保儿童具备一定的学习能力，即至少要学会理解不同的触觉反馈信息，并以此来认识和判断环境。

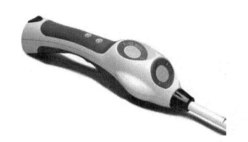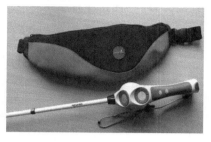

图 6 – 59 超声波盲杖

引自：https://www.ultracane.com/ultracanecat/ultracane。

2. 微型导航（Miniguide）

Miniguide 使用超声波回波定位来检测障碍物，定位路标（图 6 – 60）。该装置通过振动来指示与物体的距离。振动频率越高，距离物体越近，另外它还有一个耳机插孔，可用于提供声音反馈。Miniguide 小巧轻便，操作简单，适合各个年龄段的视障人士使用。需要注意的是，Miniguide 只能作为盲杖和导盲犬等的辅助工具，不能单独使用。

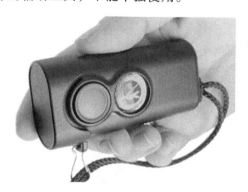

图 6 – 60 微型导航

引自：http://www.gdp – research.com.au/minig_ 1. htm。

3. 声呐设备（sonar aids）

佩戴者前方的空间通过位于头带中心的传感器被超声波照射，当发射的超声波集中物体表面时，一部分被反射回来，并被传感器接收（图 6 – 61）。反射回来的超声波被转化成为可听频率范围，通过两个小耳机呈现声音。音调越高，物体的距离越远。视力正常的儿童大约在 5 个月开始伸

149

手去拿产生声音的物体①，因此对学龄前的视障儿童可以通过声呐设备去探索前方近距离的空间。

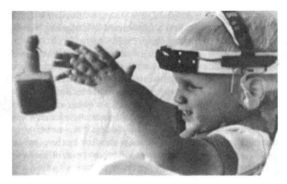

图 6 - 61   sonar aids

引自：Humphrey G K，Dodwell P C，Muir D W，Humphrey D E. Can blind infants and children use sonar sensory aids？[J]. Canadian journal of psychology，1988，42（2）。

4. 可穿戴超声波设备（BuzzClip）

BuzzClip 是一款可穿戴超声波设备，用于帮助视障者检测路上的障碍物，通过振动给予触觉反馈（图 6 - 62）。由于它非常小巧和隐蔽，并且检测很精确，因此非常适合视障儿童穿戴使用。但要注意不可单独使用 Buzz-Clip，只能作为盲杖或者导盲犬等的辅助设备。

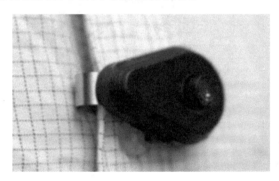

图 6 - 62   BuzzClip

引自：https：//www. indiegogo. com/projects/the - buzzclip - wearable - mobility - tool - for - the - blind#/。

---

① Gori M，Cappagli G，Tonelli A，et al. Devices for visually impaired people：High technological devices with low user acceptance and no adaptability for children. Neuroscience and Biobehavioral Reviews，2016，69.

5. 盲用超声波感应眼镜

盲用超声波感应眼镜是一款通过超声波来感应前方障碍物距离的导盲眼镜(图6-53)。越接近前方障碍物，振动频率越高，反之则减少。接收到超声波转换成可听到声波传入耳中，最远定位障碍物的距离是6米。因障碍物距离、性质不同，可有不同频率及强度的声波出现。由于是双耳接收声波，所以可以有空间定位感，知道障碍物或目标在空间的位置。注意超声波感应眼镜只能作为盲杖和导盲犬等的辅助工具，不能单独使用。

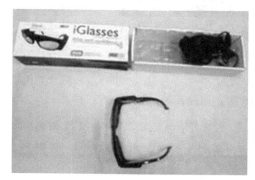

图6-63 盲用超声波感应眼镜

6. "K"声呐 ("K" sonar)

"K"声呐是一种超声波回声定位装置，和手机差不多大，可以用手拿着或者安装在盲杖上。由于其小巧方便，便于携带，因此非常适合学龄前视障儿童使用。需要注意："K"声呐不能单独使用，需要配合盲杖或者导盲犬等出行工具，是一种出行辅助设备(图6-64)。

7. 盲用超声波自行车(Ultrabike)

Ultrabike是一款帮助盲人实现自行车骑行愿望的超声波"套件"。它可以固定在任何类型自行车的车把中心，可以供成人和儿童使用(图6-65)。视障儿童在使用时，可以选择儿童骑行的有辅轮的自行车，将Ultrabike安装在车头。在骑行过程中，Ultrabike会使用超声波来感知障碍物，并通过车把的振动将触觉提示发送给骑行者：如果感觉到左侧有振动，则表示左侧有障碍物；右侧的振动意味着右侧有障碍物等。传感器可以检测到8米以内的障碍物，以留有足够的预判时间。但需注意的是，它仅能作为平时骑行锻炼使用，学龄前视障儿童在使用时需要有成人陪护，不适合在车辆较多且人员较多的街道使用。

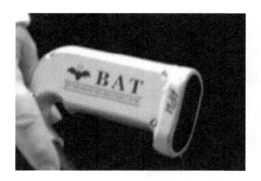

图 6 – 64   "K"声呐

引自：https：//sites. aph. org/files/manuals/
ksonar. pdf。

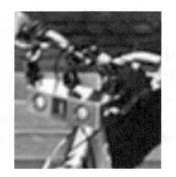

图 6 – 65   Ultrabike

引自：https：//www. ultracane. com
/ultra_ bike。

（二）红外传感器（infrared sensor）

红外传感器使电子移动辅具能够提供对目标物体的材料识别和形状分析，探测范围是 10 厘米到 1.5 米。响应时间为 39 毫秒，远快于超声波传感器的 100~200 毫秒①。

1. 手持导航（hand guide）

hand guide 是一种红外传感器障碍物探测设备，可以探测 4 英尺（约 1.2 米）内的障碍物（图 6 – 66）。它有触觉和听觉两种模式。不可单独使用，作为盲杖或导盲犬等的辅助设备使用，十分有效。另外由于其小巧便携，操作简单，价格实惠，很适合视障儿童使用。

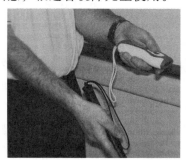

图 6 – 66   hand guide

引自：William R，Wiener R L，Wiener B B. Foundations of orientation and mobility[M].
AFB Press, 2010：263 – 264。

---

①   Kun, EECS, UC Berkeley. Electronic Travel Aids for Blind Guidance, 2011.

2. 红外线行走训练器

红外线行走训练器是一种利于视障儿童练习行走的辅具，可以用红外线设定直线，让儿童沿直线行走，当向左或向右偏离路线时，会发出不同的音乐声，以得到声音反馈，调整路线（图 6－67）。

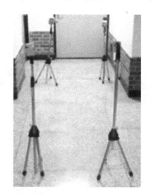

图 6－67　红外线行走训练器

引自：谌小猛，张健．学龄前视障儿童定向行走训练指南［M］．北京：北京出版社，2018：65。

（三）智能眼镜

1. 视氪智能导盲眼镜

视氪智能导盲眼镜是一款基于红外双目相机，在自然光和结构光的辅助下，实现障碍物检测、地面检测、纸币识别、红绿灯检测、斑马线检测、可通行区域检测、水坑检测、楼梯检测等功能，并输出有关声音信息，辅助视障人士出行的智能眼镜（图 6－68）。这款眼镜可以为视障儿童出行提供辅助信息。

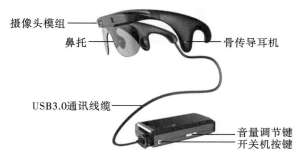

摄像头模组

鼻托

骨传导耳机

USB3.0通讯线缆

音量调节键
开关机按键

图 6－68　视氪智能导盲眼镜

引自：http：//www. tocpad. com/product/product － sample － detail？ sku ＝2177。

2. 天使眼智能眼镜

天使眼智能眼镜是世界首款采用计算机视觉及人工智能技术辅助盲人感知世界和出行的智能眼镜，利用双目立体摄像头模拟人眼将视觉信息转化为听觉信号（图 6 – 69）。作为视障人士的感官延伸，辅助其感知世界和安全出行。这款眼镜可以为视障儿童出行提供辅助信息。

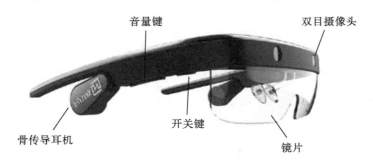

音量键　　　　　　　　双目摄像头

开关键

骨传导耳机　　　　　　镜片

图 6 – 69　天使眼智能眼镜

引自：http：//cn. angeleyeglobal. com/index. php？s = photo&c = category&id = 2。

3. The vOICe

The vOICe 通过立体声效果创造出一种声学全景（将声音从一只耳朵扫到另一只耳朵）（图 6 – 70）。从理论上讲，这种数字感官的使用可以通过跨通道的感觉整合，利用人类大脑的神经可塑性，通过训练和教育，使用户拥有合成视觉。最终目标是用最少的训练时间和努力使盲人拥有视觉感受，并提高视障用户的生活质量。视障儿童可以在家长的帮助下尝试使用。

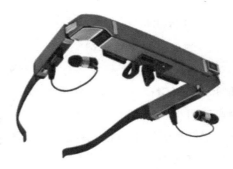

图 6 – 70　the vOICe

（图源：https：//www. seeingwithsound. com/）

（四）手机应用

1. RightHear

RightHear 是一款帮助视障个体独立出行的手机 App（图 6 – 71）。它是一个虚拟的辅助功能助手，拥有进行定位、周围环境介绍、物体识别、电话求助、创建个人兴趣点、使用公共交通工具等功能，同时也可以在家中模拟外出。学龄前视障儿童可以在家长帮助下，在家中模拟出行，或者在家长陪同下外出使用。

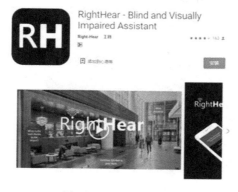

图 6 – 71   RightHear

引自：https：//play. google. com/store/apps/details？ id＝com. righthear。

2. NavCog

NavCog 是一款用于室内导航的应用程序，适合视障人士独立出行使用（图 6 –72）。它通过语音与震动两种方式为盲人导航。另外，为了让视障者知道身边都有谁，它还贴心地提供了人脸扫描功能，并能告诉视障者身边的人的情绪。学龄前视障儿童可以在家长帮助下使用。

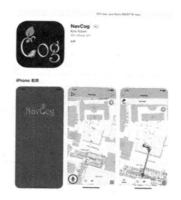

图 6 – 72   NavCog

引自：https：//apps. apple. com/cn/app/id1042163426。

3. Be my Eyes

Be my Eyes 是一个志愿者服务的 App，通过实时视频连接，志愿者为有需要的视障者提供帮助（图 6 –73）。学龄前视障儿童可以在家长帮助下使用。

155

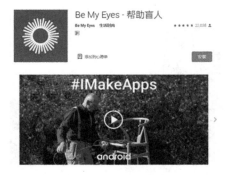

图 6 - 73　Be my Eyes

引自：https：//play. google. com/store/apps/details？id = com. bemyeyes. bemyeyes。

4. 车来了、掌上公交、听听巴士

车来了、掌上公交、听听巴士是三款公交车乘车软件。可以帮助视障者在出行前进行路线规划，输入乘车的出发地和目的地，查询公交车信息；在行程中，还可以对公交车位置实时跟踪；在上车和下车时配有语音提醒等（图 6 - 74）。学龄前视障儿童可以在家长帮助下学习使用。

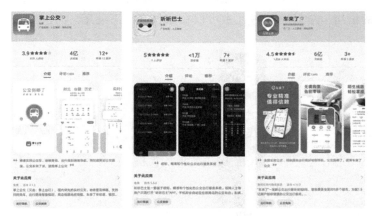

图 6 - 74　各种手机应用

【拓展】学龄前视障儿童定向行走辅具的选择

常见问题：孩子需要定向行走辅具吗？

答：家长可以通过观察孩子是否具有以下行为表现来判断是否需要为孩子提供定向行走辅具。

（1）孩子是否能发现既定行走路线中的障碍物或轻松找到掉落的物品？如果不能，则需要。

（2）孩子是否经常需要去不熟悉、难以控制的场景中？他未来是否也需要经常这样？如果是，则需要。

常见问题：什么时候适宜介入辅具？

答：当儿童对辅具表现出兴趣时；当儿童明白/建立了因-果之间的联系时；当儿童无须辅助就能保持一段时间抓握住辅具时，就应该及时为学龄前视障儿童提供定向行走辅具。

常见问题：什么时候适宜介入盲杖？

答：如果儿童没有手部运动问题，在他/她独立行走时双上肢自然下垂放于身体两侧并前后摆动时，就应该给予使用盲杖的指导。从物理治疗的角度来看，儿童在具备上述运动能力之前，大脑神经发育尚不完全，如果太早给予盲杖，可能会导致大脑运动神经发育紊乱，打破儿童动作发展的一般规律。因此，在此之前不建议视障儿童使用盲杖。

常见问题：如何为学龄前视障儿童选择适合的定向行走辅具？

答：在为视障儿童选择辅具时，不仅需要了解视障儿童动作和运动发展的年龄特点和一般规律，还需要专业定向行走人员对视障儿童的视觉、听觉、触觉等感觉的现有水平和灵敏度，定向行走的水平、已有的出行经验等方面进行评估[1]，根据评估结果选择合适的辅具，并对辅具的有效性进行过程性评估。教师和家长可以从以下几个方面来评估，以便为儿童选择适宜的辅具。

表 6-1　儿童定向辅具评估参考

评估项目	具体评估内容
儿童的定向行走能力	孩子目前的发展和功能能力如何？对学龄前视障儿童的定向行走能力进行评估，了解儿童定向行走能力水平。选择的定向行走辅具应能增强孩子的定向行走能力
儿童和家庭的需求和目标	孩子和家庭的需求是什么？定向行走辅具应有助于儿童融入所需的家庭活动并适合家庭的生活方式

---

① William R, Wiener R L, Wiener B B. Foundations of orientation and mobility. AFB Press, 2010：269 - 270.

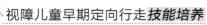
续表

评估项目	具体评估内容
儿童使用辅具的能力和参与度	孩子使用定向行走辅具的能力如何？这个辅具能满足视障儿童加强定向行走的需要吗？孩子、家人和其他照顾者是否能够利用这个辅具促进孩子独立出行
健康和安全问题	孩子的身体是否适合使用所需辅具？使用起来是否有安全保障？必须考虑诊断信息、健康问题、负重状态、直立站立和行走的能力、功能性坐姿是否需要身体支撑，以及儿童的一般健康状况
定向行走辅具的功能	对孩子来说是否有用，能否用于多种不同的任务或活动？是否能改善定向行走能力，是否适合在多种类型场所使用
儿童和家庭的利益	家庭（或儿童）喜欢该设备吗？是否需要随着儿童定向行走技能的掌握进行调整
设备试用	是否可以提前获取设备进行试用，以确保其适合/最适合预期用途

【拓展信息】

https：//www. rifton. com/resources/articles/2011/february/funding – adaptive – mobility – equipment – for – young – children – with – disabilities

第七章 学龄前视障儿童前定向行走中的其他技能

　　5～6 岁的普通儿童已经能够较好地掌握上下、前后、左右空间方位，并能理解空间位置定向的相对性、连续性和可变性①，这是视障儿童掌握前定向行走技能的重要基础。但仅仅如此还不能保证视障儿童具备完备的前定向行走技能。学龄前视障儿童还需要了解不同环境的状况，掌握家庭、社区、学校和幼儿园的主要物理环境布局。同时，视障儿童还要具备基本的安全意识，在进入未知的环境时要迅速掌握情况，做到胸有成竹。不可否认的是即使视障儿童迅速掌握了周围环境的情况，也会面对不可预计的变化，因此视障儿童在遇到无法解决的问题的时候还要学会主动请求他人的帮助。

第一节 学龄前视障儿童环境意识培养

　　学龄前视障儿童由于全部或部分失去感知视觉信息的通道，导致他们与环境的互动受到了极大的限制。视觉信息的缺失一方面降低了学龄前视障儿童接收环境信息的水平和运用信息的能力，他们无法迅速感知到周围环境的危险，所以也很难做出适当的举动来规避危险；另一方面也使低年龄的视障儿童害怕独自探索环境。环境是视力障碍者重要的参照系统，视障者对环境了解越多，学会利用环境中各种物体建立自我与环境、环境与环境之间的关系，就可以更好地安全地行走②。移动很大程度上取决于对周围环境的感知，因此对于不同环境物理布局等的掌握，培养学龄前视障儿童的环境意识则显得尤为关键。

---

　　① 刘爱书，庞爱莲．发展心理学．清华大学出版社，2013.
　　② 中国残疾人联合会．盲人定向行走训练指导师培训教材．华夏出版社，2008.

一、学龄前视障儿童环境意识培养

（一）提高学龄前视障儿童环境认知

意识是认知的总和。认知是通过学习得到的，而意识是源自于我们大脑自身对认知的处理①。意识的培养需要以对事物充分的认知为基础。对学龄前视障儿童环境意识的培养也必须建立在对环境有深刻和充分认识的基础上。环境是一个很宏观的概念，本节所讨论的环境更多的是物理环境这一层面，具体而言分为家庭、社区和学校（幼儿园）环境。虽然学龄前视障儿童还没有达到入学的年龄，但是提前了解学校的环境对其今后入学来说也是未雨绸缪。

1. 家庭环境

家庭是儿童生活的第一环境，家长是孩子的启蒙老师。

首先，家长要为视障儿童创设安全的室内环境，让视障儿童能够更加安全地去探索家庭环境。例如，将家具、橱柜上的尖角包裹起来；家里和屋外的家具和物品不要随意挪动，一旦挪动要及时告知孩子。其次，家长应该教会视障儿童识别家居环境中存在的危险。家居环境中也有许多会造成危险的东西，比如厨房的火、烧菜的热锅、湿地板等等。家长可以在这些危险的地方做上记号、铺上地毯等，让视障儿童知道什么是安全的距离。

其次，家长要教会视障儿童主要家居环境的空间布局。家庭环境主要是室内的空间结构，其中包括客厅、卧室、书房、厨房、浴室和卫生间等。让孩子了解并且记住各个房间的位置，训练初期可以在各个房间的门上做上一些标识物，方便孩子辨认。对于每个房间的内部构造，例如墙壁、天花板、地板、门窗、电灯开关、电源插座、橱柜以及空调电扇等，都应该多次给孩子描述其形状、作用或者让孩子通过触摸等方式去感知其形状和材质。对家居环境越了解，视障儿童的定向和行走的水平就越容易提高。

2. 社区环境

社区环境涉及室外环境，主要是建筑周围或建筑与建筑之间的环境，是以建筑构筑空间的方式从人的周围环境中界定形成的特定环境②。视障

---

① Baars B J . 认知、脑与意识：认知神经科学导论 . 北京：科学出版社，2012.

② 谌小猛，张健 . 学龄前视障儿童定向行走训练指南 . 北京：北京出版社，2018.

儿童需要对自己所在的社区的各个建筑的分布和功能了然于胸，形成心理地图，如此在之后单独出行的时候才不容易慌张，可以通过各个建筑物判断自己所在的位置，行走至目的地。

一个功能完整的社区通常情况下主要包括居民楼、商场、银行、电影院、健身房和停车场等一系列建筑设施。不同的建筑物的形状和功能各不相同，视障儿童需要了解自己所在社区的主要建筑物的状况。家长和训练师在社区进行定向行走训练时，要让视障儿童了解常见的建筑物及其周围布局的形态，包括道路的形状、房子的形状等。视障儿童可以记住不同环境中某些标记的特点，便于日后的定向。

学龄前视障儿童还应对社区内不同建筑物的功能及其主要组成有一定的了解。视障儿童对社区中不同场所功能的认知往往来源于日常生活经历，这些经历也有助于帮助儿童理解事物或事件之间的功能关系或因果关系。例如家长在用餐时可以告诉孩子吃的面包是从糕点店买的，吃的排骨是从超市买的，生病了吃的药是从社区医院（或其他医院）购得的，进而帮助儿童增加对不同场所功能的了解；家长可以告诉孩子刚买来的生排骨是如何通过妈妈的巧手做成了美味的糖醋排骨，吃了感冒药就可以不再打喷嚏、流鼻涕了，进而帮助他们了解不同事件、行为之间的因果关系。家长还可以带着儿童熟悉社区内常去的超市的整体布局，或者社区内健身场地的结构及不同健身器材的位置，进而帮助儿童在了解自己所处的社区环境的同时为将来的独立定向行走打下基础。

此外，我国的城市街道编码体系是具有一定规律性的。如街道门牌编号一般是单号和双号分别在马路的两侧，按照门牌的同一方向递增或递减。家长或者训练师要尽早根据当地公安部门对门牌编制的规定对视障儿童进行指导和训练——尽管学龄前视障儿童对数的大小、排序以及单双数的概念还未必完全建立起来，但此时的教学重点不在于让孩子记住门牌号编码体系，而是知道这一常识即可。

3. 学校（幼儿园）环境

学龄前视障儿童还没有达到上学的年龄，无法进入真正的学校，但越来越多的学龄前视障儿童有机会进入幼儿园学习。家长和训练师可以制作幼儿园布局模型让学龄前视障儿童进行触摸，提前熟悉幼儿园的布局，或者家长可以在家里模拟幼儿园的环境，提前和视障儿童协商好各个房间的名字和功能，在家里多加练习。幼儿园一般包括各类活动教室、盥洗室、午休室、教师办公室、厕所、操场、医务室等，家长应提前让视障儿童熟知各个分区的功能。

值得注意的是，教会儿童遵守幼儿园环境中的规则是十分重要和关键的一点。家长要让学龄前视障儿童熟悉幼儿园的日常作息时间、各种铃声的含义、幼儿园课程的安排等等。帮助儿童建立规则意识，懂得遵守幼儿园的规章制度，对于视障儿童今后的就学十分重要。

（二）学龄前视障儿童环境意识培养的原则和方法

1. 注重儿童的主体性

儿童主体原则是指在环境意识培养的过程中，家长和训练师应将视障儿童作为行动的主体，充分尊重他们的主体地位，注重调动他们的内在动机，来达到提高环境意识的目的。视障儿童不是训练的机器，而是具有独立人格和选择能力的主体，在训练过程中要考虑到儿童自身的意愿和需要。以内在需要来促进视障儿童的学习动机，才能使其真正地将环境意识内化，为视障儿童学习定向行走保驾护航。

2. 融合真实环境感悟周围环境

学龄前视障儿童的环境意识培养离不开真实的环境。因此家长和训练师应重视儿童生活的每一个场景，抓住每一个与环境意识培养相关的训练契机。家长和训练师要尽可能地让视障儿童在真实的环境中去体验和感受。将学到的知识运用到实践当中，内化到行动中，由此从认知逐渐深入到意识层面。并且，学龄前视障儿童年龄较小，对于周围世界也更加充满好奇和新鲜，家长和训练师应该充分地利用儿童这个特点。

3. 充分利用多感官认识环境

听觉和视觉是最适合远距离感知事物的感官。对于视障儿童来说，听觉可以提供一种基本的意识，是了解他们个人空间之外的事件。许多物体和环境特征可以通过听来识别和定位。除此之外，视障儿童还可以通过触摸来感知周围环境的特性。触摸主要涉及皮肤的感觉，例如压力、振动和疼痛等。除了皮肤信息之外，还可以通过周围环境的变化感知，包括风和太阳等①。例如在高楼林立的地区，垂直于流动线的风通常表示正要经过一条小巷。一个人的位置和朝向也可以通过温度的变化来获得，例如走到树荫下和在太阳底下的感觉是不一样的。视障儿童在定向行走时要学会调动多感官参与和认识环境，提高对环境变化的敏感度，实现更加自然、安

---

① William R，Wiener R L，Wiener B B. Foundations of orientation and mobility. AFB Press，2010：269 - 270.

全的定向行走。以下是通过多感官参与认识环境的一个训练案例。

训练案例

活动名称：认识超市的功能分区。

教学对象：学龄前视障儿童。

教学目标：能调动多感官参与来认识环境。

教学过程：

（1）家长或训练师带领学龄前视障儿童到达社区里的超市。

（2）家长和训练师要求学生利用各种感知觉确认出超市的生活区、零食区、果蔬区、冷藏区，并且让视障儿童说出判断的理由以及在这个过程中的感受。

教学反思：超市人流量大以及气味冗杂对于学龄前视障儿童定向行走的影响。

家长和训练师对于儿童的训练需要指定合理的计划，循序渐进，由难至易，基础、实用、常用、急用的内容先掌握，逐渐过渡到较难的任务中。在这个训练的过程中，学龄前视障儿童也在逐步认识环境，逐渐养成良好习惯，增强自己的环境意识。慢慢学会主动探索周围的环境，不断扩大自己的心理地图，为定向行走助力。

二、有利于视障儿童活动的环境考量

前面我们阐述了关于视障儿童早期环境有哪些，如何让他们更好地与环境互动，以及环境意识对儿童发展的重要性等。那么作为定向行走训练师，有义务向儿童及其家庭提供改善环境、提高环境中的通达性与安全性，有效促进视障儿童主动活动、有效与环境互动的动机，增加其在环境中探索活动的自信心和独立性等的专业建议。

（一）有利于视障婴儿活动的环境考量

1. 安全性

安全性对于所有婴儿而言都是最重要的环境考量。养育普通婴儿所需注意的安全事项对于视障婴儿来说同等重要。例如：避免软的枕头、毛绒玩具等物品给婴儿玩耍，以免造成窒息危险；不要给婴儿小的物品以免误吞食；大的玩具或物品也要避免有一些小的可拆卸的零部件以免误吞食；不要将视障婴儿独自留在婴儿学步车、摇篮里；将视障婴儿放在椅子里时一定要系上安全带以免跌落等等。定向行走训练师可为家长提供许多婴儿看护的安全手册以供参考。

2. 趣味性

视障婴儿每日的主要活动是睡觉、吃奶、洗澡。这些看似简单的每日活动为促进视障婴儿最初的探索环境的兴趣和行为奠定了基础，因此需要增加这些活动的趣味性和通达性，即针对视障婴儿的特点，从视觉、听觉、触觉、本体觉等多种途径来改善环境以增强视障婴儿的好奇心和兴趣。例如：

（1）良好的采光与照明。由于大部分视障婴儿都会有或多或少的剩余视力（包括仅有光感的婴儿），因此，良好的照明有利于孩子观察颜色的反差、形状、阴影、物品和父母的脸庞等。

（2）为视障婴儿提供高对比反差颜色的玩具，并且将这些玩具放到孩子伸手可及的地方，可以激发孩子去触碰玩具的动机，进而逐渐明白自己身体动作与周边物体位置之间的空间（伸手 – 距离 – 物体）和因果（拳头触碰 – 物体位置变化）关系。

（3）一些发光的、闪耀的物品（如光面彩纸、彩灯、手电等）也能激发视障婴儿的兴趣，特别是在相对暗的环境中出现的闪闪发光的物品对其视觉追踪、头部转动、肢体运动等的发展有帮助。

（4）为视障婴儿准备与浴缸颜色反差明显的沐浴玩具、沐浴露、肥皂等也能激发孩子用眼动机。

（5）成人与孩子互动时（如抱抱、喂奶、给孩子唱歌等），应该有良好的光线与照明环境，以便让孩子更好地看到成人的面部轮廓、五官形状以及面部细节等。为了增加孩子对父母面部的识别，妈妈还可以适当化妆，增强其五官的颜色对比。

（6）音乐玩具对于所有视障婴儿（包括低视力和全盲）都非常有帮助，可以帮助儿童形成耳 – 手的协调能力（以耳代目），即听到声音刺激 – 伸手准确地拿到发声物品的能力。需要注意的是，明眼婴儿在 4 ~ 6 个月月龄时逐渐发展起手眼协调的能力；而视障婴儿主要发展的是耳手协调的能力，并且此能力的发展往往比手眼协调的能力更晚，一般要到 10 ~ 12 个月月龄时才发展起来。因此家长对此要有客观的预期。

（7）增加对环境的调适，特别是增加环境中的声音线索。例如在门上加装塑料串珠的门帘，碰撞后会发出清脆的声音，这样当有人进入房间时孩子就能听见。多次反复后孩子逐渐会明白门帘声音与家人靠近之间的联系，增强其对环境的控制感与安全感，也会增加孩子听到声音后的头部转动、翻身、咿呀学语等的行为。

(二)有利于视障幼儿(1~3岁)活动的环境考量

对1~3岁视障幼儿的环境考量比婴儿要复杂一些。除了保证安全、激发兴趣和动机以外，由于这个年龄的儿童开始学习走路并逐渐独自行走，因此还要考虑创设更多支持性的环境。

1. 安全性

这个年龄的儿童在继续爬行的同时开始学习走路，因此经常会磕磕碰碰。成人首先要排除其在爬行和走动过程中可能遇到的障碍，避免不必要的伤害。例如桌角要外包防撞角，避免家居环境中有儿童可能触碰到的尖利物；特别要注意家居环境中与儿童头部高度相当的家具、物品的摆放，避免直接撞击头部；桌子最好不要铺往下垂的桌布，因为儿童很容易抓扯桌布而将桌上的物品拖拽到地上，如果桌上正好放着热汤水就更加危险；此外还要特别注意使用安全插座等。

2. 激发动机

跟普通儿童一样，1~3岁视障幼儿的活动离不开激发其兴趣和动机的环境诱因。例如要使儿童在玩玩具的过程中发展因果关系的概念，那么这个玩具必须是他喜欢并且能够操作的类型；要使儿童顺利地发展社交技能，那么父母及其他对儿童来说重要的看护者需要有意识地与其互动才能激发其社会情感反馈。

由于视障幼儿的信息来源范围比普通儿童窄，因此成人需要特别关注儿童的偏好，他/她喜欢什么、不喜欢什么？只有儿童喜欢的事物(玩具、活动、人)才能有效地激发其动机，进而促进其身体的主动活动，拓宽其活动范围，提升身体活动与社会性水平。

3. 支持性

普通儿童在学习走路之初，会主动寻找视线范围内是否有可以支撑其行走以最终到达目的地的物体。家具物品的边缘同样可以作为视障幼儿行走的支撑，所不同的是当他们摸着家具走到边缘之处时，就难以找到下一个可供支撑的物体。因此，成人应该尽可能地将家中的家具物品相对连续性地摆放，特别是像玩具角、卧室、餐厅等这些儿童经常活动的区域，尽可能保证儿童可以借助某些家具，如沙发、电视柜、桌子等到达这些重要区域。并且物品的摆放位置要保持相对的稳定，这样有助于儿童通过在这些家具、区域间的活动逐步建立简单的心理地图，掌握初步的定向技能。

值得注意的是，随着儿童年龄的增加，已经具备一定的空间概念后，对家庭物理环境的稳定性要求也可以有所降低，毕竟在家庭外的真实环境随时都有可能发生变化。因此，从家庭环境中的变化开始，让儿童经历这种可能的变化，学习如何去调整并适应新变化非常重要。关键在于当家中环境发生变化时，成人需要提前有语言的描述和解释，并且带着儿童亲自感受新的变化，帮助他理解并重新建立家具之间的新的空间关系。

（三）有利于视障幼儿（4～6岁）活动的环境考量

4～6岁学龄前阶段的视障幼儿所需的环境考量与0～3岁视障婴幼儿有很多不同之处，这与此阶段幼儿认知和身体活动特点快速发展是分不开的。相同之处在于环境的安全性仍然是前提。

1. 安全性

此阶段的幼儿不仅需要安全的家庭环境，还需要安全的幼儿园环境。除了前文所讲的环境布置的安全性策略外，还需要对家中和幼儿园中的环境安全做更多的调整。对于有剩余视力的儿童而言，还应特别注重环境中色彩和反差的运用，通过视觉提示大大提高环境中的安全性。

2. 行走和定向

此年龄段的儿童正处于对事物好奇的阶段，活动能力也更强，因此要充分利用环境资源，创设有益的环境，既方便视障幼儿探索环境（环境的通达性），又使环境对儿童来说变得有意义（兴趣和动机），最终培养儿童的定向和行走能力。

家中和幼儿园的户外活动场所在提供足够的安全措施前提下，所有的玩具设施都对视障儿童开放，并且摆放位置相对固定，这样儿童可以充分自主地去找寻自己感兴趣的设施，并且能够在使用后放回原处。

在幼儿园不同建筑、不同楼层、不同教室之间的路线中使用视觉、触觉、听觉等不同的标识帮助儿童辨识幼儿园不同空间并定位。例如不同楼层采用不同颜色粉刷墙壁，每个楼层的教室门或门框都不一样并且与该楼层墙壁颜色有强烈反差；不同建筑物入口地面采用不同的材质铺设，以提供关于建筑物的触觉提示；操场不同区域的地面材质也可以不一样，如光滑的地面、塑胶地面或铺有鹅卵石的地面；操场小花园散发出的香味与运动场上儿童们的欢声笑语等等，都可以为视障儿童提供不同空间的定位线索。

总之，有效利用环境线索不仅有助于发展此年龄段视障儿童的定向和行走能力，还能使他们减少对成人的依赖，培养其独立性。

第二节　学龄前视障儿童安全意识和求助技能的培养

学龄前视障儿童在学习定向行走的过程中需要进行大量的探索，主动去触摸身边的环境，记忆身边的物理环境的结构以此形成心理地图。当视障儿童在对周围环境进行探索时，家长和训练指导人员要教会儿童如何避开环境中可能会伤害他们的东西，培养他们的安全意识。在这个阶段，视障儿童单纯依靠身体的感官来确定自己所在的环境及与其他物体之间的相互位置关系是一件相对困难的事情。在探索过程中难免会遇到自己无法解决的问题，这时视障儿童要学会如何正确地向周围的人寻求帮助，请他人帮忙确定自己在环境中的位置。

一、学龄前视障儿童安全意识的培养

学龄前视障儿童和其他普通儿童一样，在好奇心的驱使下会想要去探究外部的环境，用手摸一摸物体，想了解这些物品的特征，尤其是当学龄前儿童的身体发展成熟达到可以站立行走的时候，想要探究外部世界的行为会变多，如果没有经过专门的训练那么很有可能就会受伤。或者有的视障儿童在训练教学时不重视安全问题，行走速度过快，盲杖点触不到位，精力不集中，容易造成安全隐患。因此，家长和定向行走训练师应有意识地从小培养视障儿童的安全意识，教会视障儿童如何进行自我保护，最终达到安全、自如、独立、有效、自然行走的目的。

（一）培养视障儿童安全意识的原则

1. 认知性原则

认知性原则是幼儿安全意识培养过程中，最基础的教育原则①。意识教育是关于理念和价值认同的教育活动，最终的目的是要让视障儿童形成安全意识。这就需要家长或定向行走训练师进行的活动能够被视障儿童所理解和接受。视障儿童真正内化这些训练活动的价值和意义，有助于更好地指导他们安全地进行定向行走。因此，家长和定向行走训练师有必要了

---

① 梁洁静．关于如何培养幼儿安全意识的研究．课程教育研究，2019（26）：251.

解视障儿童的认知需求和思维方式，以便开展的定向行走训练活动能够真正有效提高儿童的定向行走能力。

2. 启发性原则

"不愤不启，不悱不发。"启发性原则也是视障儿童安全意识培养工作中的关键原则。在定向行走过程中有很多需要注意的细节，训练过程中应该让视障儿童学会思考，通过举一反三来知道什么事情应该做，什么事情不可以做，由此加强视障儿童的安全意识。这对于家长和训练师也是一个考验，在训练过程中要学会启发儿童，让儿童多多思考训练的注意事项等，才能更好地泛化到实际生活中。

3. 避免过度保护

在训练过程中，既要高度重视和满足幼儿受保护、受照顾的安全性需要，又要尊重和满足他们不断增长的独立要求，避免过度保护包办代替，鼓励并指导幼儿自理、自立的尝试。即便家长和训练师教得再好，也需要视障儿童自己亲自去尝试、体验，最终所有的技巧应是儿童自己学会的。有的家长担心儿童因看不见而受伤，因此"以爱之名"剥夺了孩子探索环境的机会，反而导致学龄前视障儿童运动受限，安全意识的提高和安全知识的积累也会受到局限。因此，家长也必须克服自己的担忧和过度保护的倾向，并坚持不懈地激励孩子走出家门，走进所处的世界。

（二）培养视障儿童安全意识的策略

1. 集中教育，正面引导提高安全意识

当家长或者训练师和视障儿童一起外出进行定向行走训练时，可以提前一起讨论训练中应该避免的危险。在社区中进行定向行走时，社区的不同场所的地形、材质等都不一样，训练时可以教会儿童分辨不同区域的危险。同时，由于视障儿童年龄较小，是非分辨的能力比较弱，对视障儿童进行安全教育适宜采取正面引导。日常训练中，对于视障儿童做得正确的行为应该及时鼓励和表扬。正面引导视障儿童学习，使得儿童正确理解安全知识，避免模棱两可，导致无法预计的危险。

2. 利用有效的"危险后果教育法"

家长们在教育儿童时通常会陷入一个怪圈，理所当然地认为视障儿童的年龄比较小，阅历浅，思维发展不够完善，因而只是简单机械地对视障儿童定下很多规则，不能干这干那。但是，简单的说教行为并不能引起视障儿童的重视，有时候过度反复的叮咛反而会使得儿童心生厌恶和反感。因此，家长和训练师应当适时、适当地将"危险后果"以儿童真正理解的方式告诉儿童，让视障儿童意识到后果的严重性，了解这些危险的来源和对人体造成的伤害。当儿童懂得其中的原理，自然不会轻易去跨越"红线"，会更加约束自己的行为。

3. 养成良好习惯，日常生活中渗透安全意识

在视障儿童教学训练过程中，要引导视障儿童注意生活中的细节，帮助儿童认识到危险就在自己身边。例如：在视障儿童上下楼梯的时候，要注意靠右边上楼，避免和他人碰撞；在进入电梯的时候，要认真听取电梯提示音，防止被夹伤。这些都是日常生活中的小事，但却是培养视障儿童安全意识的良好时机。家长和训练师在日常生活中需要有计划有目的地对视障儿童进行安全教育，具体到生活的每一个细节，提前和视障儿童说好注意事项。

二、学龄前视障儿童求助技能的培养

在学习定向行走的过程中，视障儿童需要不断探索周围的环境，需要时刻注意环境变化，保障自己的安全。一旦无法准确判断自己在环境中的位置，或者不能控制自己与环境的关系时，视障儿童需要及时向他人求助。视障儿童在和他人沟通过程中表现出过度地希望得到保护，可能会给他人造成负担；相反，若是过分强调自己的独立，拒绝他人的帮助就会失去必要的帮助，特别是不利于视障儿童长大后的人际交往关系的发展。因此，掌握必要的求助技巧对于视障儿童来说必不可少。

（一）引起注意

学龄前视障儿童由于年龄小，独自出门行走的机会较少。但是在社区中进行定向行走的训练中也需要学会在遇到困难时如何正确发起且成功地获得求助。

发起求助之前很重要的一个步骤就是引起注意。尤其是在室外的环境中，往往都是比较嘈杂的声音，即便是向路人发起求助也可能会被忽略。如何采取适当的方式引起注意显得至关重要。通常是通过言语的方式引起注意，大声向他人寻求帮助。例如在小区玩耍时如果一时间找不到爸爸妈妈，就可以仔细听听周围有没有别人，如果有就可发起言语求助。

另外，手持盲杖也是视障者独有的形象标志，可以帮助他人尽快获得对方是视障人士的信息，也愿意为视障人士提供帮助。因此，视障儿童出门时，一定要记得带盲杖，这不仅是我们一直倡导的及早开展持杖行走训练的主张，也有利于儿童更好地获得帮助。

（二）语言求助

语言求助，顾名思义，指的是通过口头表达说出自己的求助愿望。语言求助往往是在遇到困难时最有效的求助方式之一。此技能的教学也有助于为视障儿童将来良好的社会交往技能打下基础。当视障儿童在社区中行走时迷失了方向，无法正确判断自己的位置，可以向过往的社区居民进行求助。视障儿童在求助的过程中，要使自己的求助更容易得到回应，家长和训练师需要提前教导儿童注意以下几个问题。

1. 说话态度

人与人沟通交往的过程是一个信息交换的过程，也是一个情绪调节的过程[①]。视障儿童在发起求助时要注意礼貌，求助时态度要诚恳，言辞真诚，不能表现太过傲慢无礼或者言辞激烈，这反而会引起被求助者的反感，并且在获得帮助之后要及时对被求助者进行感谢，保持礼貌的态度。

2. 说话声音

说话的音量要控制在适度的范围，音量不能太高也不能太低。声音过高容易对他人造成惊吓，并引来周围人的关注，情况更糟糕的话可能会使得求助得不到回应，对方因为害怕或者尴尬拒绝提供帮助。而声音过小在嘈杂的环境下则容易被人忽略，因此在发起求助时视障儿童也要考虑到不同场合不同情况，使用合适的音量。

家长和训练师可以通过帮助儿童在不同环境中尝试练习使用不同音量说话，进而让其感知在不同环境下什么样的音量最适合于其得到帮助。

3. 说话速度

视障儿童在向别人发起求助时，要控制好自己的语速。尽管遇到困难时，心情急切，难免会激动，但还是应该保证适当的语速。加之学龄前视障儿童本身还处于语言表达的发展期，如果心急，可能会造成其更加表述不清楚。

---

① 沈剑辉，钱志亮. 特殊儿童定向行走训练. 南京：南京师范大学出版社，2015.

4. 说话姿势

虽然视障儿童无法看到自己的姿态，但是在求助他人时，身体要尽量保持自然站立，不要弯腰驼背或者出现其他不良的身体姿势。最重要的一点是，视障儿童在求助的过程中可能会出现无法正确面向被求助的人的情况，虽然是无心之举，但是这种不正面直视他人的做法容易让他人误以为视障儿童向另一个人求助，或者是自言自语等，从而难以及时获得求助。

所以家长和训练师应结合对视障儿童听觉定位的训练，教导其在求助的时候首先要认真聆听周围的声音，先判断好路人所在的方向，然后转向那个方向，礼貌而友好地向对方进行求助。

第八章　给教师和家长的参考资源

为便于教师和家长迅速对照孩子的能力进行检查，并进行相应的定向行走训练，在此列出一些资源供参考。

第一节　学龄前视障儿童需学习并掌握的概念和技能[①]

一、学龄前盲童和低视力儿童需专门学习掌握的定向能力

学龄前盲童和低视力儿童需专门学习掌握的定向能力如下所示(表8–1)：

表8–1　学龄前盲童和低视力儿童需专门学习掌握的定向能力

领域	具体内容举例
【空间概念】	理解基本方向； 理解自己的"左"和"右"； 理解他人的"左"和"右"； 理解物体之间的位置关系； 理解自我和物体的位置关系； 理解空间术语(在……后面；在……下面；大小等)； 理解简单的时间概念(早上、上午、中午、下午、晚上)； 使用家中、幼儿园或其他熟悉环境和路线中的地标和线索； ★理解太阳的位置； ★理解平行和垂直面
【空间技能】	在家长、幼儿园或其他熟悉环境和短程路线中计划、熟记往返路线； ★能将自己所处位置与熟悉的周围环境中的物体位置产生关联； ★移动之后重新定向之前的位置

[①]　Wall Emerson, Robert S. & Corn, Anne L. Orientation and Mobility Content for Children and Youths: A Delphi Approach Pilot Study. Journal of Visual Impairment & Blindness. 2006, 100(6): 331–342.

续表

领域	具体内容举例
【感知/知觉技能】	★理解熟悉环境中的声音； ★能从熟悉环境的不同线索或地标中分辨和注意到一个线索或地标
【运动技能】	★转90°的弯，可能的话练习转180°、360°（理解半圈、一圈的概念即可）； ★开始学习良好的步态和行走姿势，基本保持平衡
【行走技能】	注意和越过意料之外的陡坡； 使用简单的搜索技巧； ★估计自己与物体之间的距离
【环境知识】	★能感知熟悉路线中情况的变化（气味、声音、气候等）； ★了解交叉路口的信号灯规则[红灯停、绿灯行；声音提示（若有）]； 在成人的辅助下顺利通过电梯门、找到楼梯扶手等
【做决定】	在成人指导下，知道恶劣天气时不宜外出； 在成人指导下，挑选合适的衣物； 在成人指导下，能说出不同交通工具出行的利弊
【人际交往技能】	向家人、老师或熟悉的他人求助； 向儿童示范如何求助，给儿童提供许多机会练习提问求助； ★初步了解一些公共环境中的行为举止要求，如跟成人一起乘坐公共交通工具时的适宜举止

★表示有一定的难度，但是可以达到的目标。

二、学龄前盲童需专门学习掌握的概念和技能

学龄前盲童需专门学习掌握的概念和技能如下所示（表8-2）：

表8-2　学龄前盲童需专门学习掌握的概念和技能

领域	具体内容举例
【空间概念】	识别和命名身体的各部分； 建立客体恒常性； 建立身体躯干和环境的位置关系；

领域	具体内容举例
	建立从小到大的概念； 通过身体运动将时间长短和空间距离建立初步联系； 理解顺序（第一个、下一个、最后等）
【空间技能】	乐于探索开放的空间； 能在熟悉的房间里定位自己所处的位置； 感知到他人处于自己的哪个方位
【感知/知觉技能】	理解形状、坡度和不同质地的纹理； 可以辨认出马路牙子； 能基本辨认、定位、理解常见的声音； 能在熟悉环境中判断和估计距离； 能通过认真听来辨别方向； 喜欢摸读可触摸图书并分辨一些细节； 开始有意识地使用听觉的、脚底触觉的、嗅觉和味觉的信息； 使用来自 AMD 的触觉反馈
【运动技能】	敢于在熟悉环境中移动； 开始学习良好的步态和行走姿势； 基本保持身体平衡； 开始用身体的不同部位去探索环境； 伸手去寻找声源
【行走技能】	能使用 AMD 辅助行走； 喜欢使用盲杖，并逐步养成使用盲杖的习惯（需在平衡能力发展到相应水平后）； 掌握一定的前盲杖使用技能； 能找到掉落在身边的物体； 开始学习沿物行走； 能跨过楼梯和意外的障碍物； 会使用人导法； 开始使用独行自我保护法行走（需在平衡能力发展到相应水平后）

续表

领域	具体内容举例
【环境知识】	了解熟悉环境中的常见物体； 知道家庭房间功能和常用物品； 知道家庭所在小区名、楼号； 知道小区的主要设施； 知道车道、街道和人行道的主要用途； 知道人行道上的听觉信号
【做决定】	选择 AMD 或盲杖，并喜欢使用； 决定每日喜欢的外出活动时间和地点； 接受定向行走教师的帮助； 能表达自己的喜好
【人际交往技能】	知道与人交谈时应面向对方； 能在成人提示下停止"刻板行为"/"自我刺激行为"； 知道用礼貌用语向成人请求帮助

三、学龄前低视力儿童需专门学习掌握的概念和技能

学龄前低视力儿童需专门学习掌握的概念和技能如下所示（表8-3）：

表8-3 学龄前低视力儿童需专门学习掌握的概念和技能

领域	具体内容举例
【空间概念】	将空间概念和身体联系起来（胖、瘦、高、矮等）
【空间技能】	无
【感知/知觉技能】	适应环境中改变的光照强度； 通过距离信息来预测事件； 决定何时使用视觉、如何结合视觉和其他感官输入； 探索在不同距离和不同方向（different quadrants）的物体； 理解其他交通工具、行人等的移动； 解读不同距离的物体以识别和定位； 扫描、追踪、转移视线等； 使用光学设备； 有效地使用视觉技能
【运动技能】	无

续表

领域	具体内容举例
【行走技能】	无
【环境知识】	认识常见的街道标志； 认识常用的交通工具
【做决定】	表达自己对不同光亮情况的适应感受； 表达自己喜欢什么颜色； 知道何时依靠视觉信息探索环境； 知道自己可同时使用非视觉信息认识环境； 尝试探索何时使用非视觉信息更加有效
【人际交往技能】	有目光接触

第二节　不同月龄视障儿童的定向行走训练活动示例①

一、36～48月龄

(一)儿童将通过辨认身体部位和身体平面发展其空间概念

1. 儿童将会找到并触碰主要/简单的身体部位

a)要求儿童触碰或拍他自己的头、嘴、鼻子、眼睛、耳朵、胳膊、手、肚子、腿和脚。

b)如果需要，可进行恰当动作的示范。

c)如果需要，可提供身体辅助。

2. 儿童将会找到并触碰身体躯干的主要部位

a)要求儿童触碰或轻拍自己身体的前部。

b)如有需要，教孩子将自己的肚子作为身体前部的参照。

c)如果需要，可进行恰当动作的示范。

d)如果需要，可提供身体辅助。

---

① Stu Filan. Orientation and Mobility. In：Trief, Ellen（ed.），Working with Visually Impaired Young Students ：A Curriculum Guide for 3 to 5 Year Olds. 1998：84－96.

3. 儿童能够将身体的某部位或某个物体放于身体的前面

a）要求儿童辨认自己的手。

b）要求儿童将手放于身体的前面。

c）儿童以自己的肚子为参照确认身体的前部。

d）要求儿童将一个玩具放于身体前面。

e）如果需要，可进行上述动作的示范。

f）如果需要，可提供身体辅助。

（二）儿童通过辨认环境中特定的物体或光源来发展其视觉功能

1. 儿童可以利用恰当的视觉扫描技能来寻找和定位光源

a）要求儿童（坐姿）去触碰光源（发光的玩具或手电筒）。

b）将光源在不同的方位上移动。

c）如果需要，可进行任何动作的示范。

d）如果需要，可提供身体辅助。

2. 儿童将能利用恰当的视觉扫描技能来寻找和定位物体（图 8 - 1）

a）要求儿童去寻找和触碰放在他（坐姿）前面的玩具。

b）要求儿童去寻找放在他身体不同方位（如前面、左边或右边）的玩具。

c）要求儿童去寻找并走到屋内的门、窗户、椅子或玩具旁边。

d）如果需要，可进行任何动作的示范。

e）如果需要，可提供身体辅助。

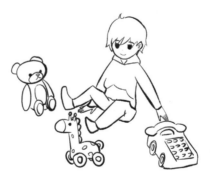

图 8 - 1　利用恰当的视觉扫描技能来寻找和定位物体

3. 儿童将能利用恰当的视觉扫描技能来寻找和定位障碍物

a）要求儿童寻找书桌，并且要避开放在通向书桌之路上的一个障碍物。

b）如果需要，可进行任何动作的示范。

c）如果需要，可提供身体辅助。

（三）儿童将通过辨认并定位声音来发展其听觉功能

儿童将可以利用恰当的听觉搜寻技能来定位玩具（图8－2）

a）要求儿童寻找并触碰到放于其身体（坐姿）前面的带声音的玩具。

b）要求儿童定位放于其身体不同方位（如前面、左边或右边）的有声玩具。

c）在屋内提供不同的声音刺激（如拖椅子、转动门把手、手指敲桌面等），要求儿童定位声源。

d）如果需要，可进行任何动作的示范。

e）如果需要，可提供身体辅助。

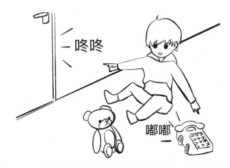

图8－2　利用恰当的听觉搜寻技能来定位玩具

（四）儿童将通过身体运动活动来发展其粗大动作技能

1. 儿童将能以恰当的步态、落脚位置、较好的平衡等走向不同目标物（图8－3）

a）要求儿童在室内走向一个特定的位置。

b）放置不同颜色的防滑地垫进行行走练习，如要求儿童左脚落于蓝色地垫，右脚落于红色地垫（可结合视觉训练，如果为全盲，则可以换成不同触感的地垫），以此来帮助儿童理解恰当的落脚位置。

c）如果需要，可进行任何动作的示范。

d）如果需要，可提供身体辅助。

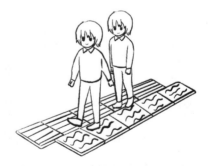

图8－3　以恰当的步态、落脚位置、较好的平衡等走向不同的目标物

2. 儿童将能够以下身保护并恰当摆动胳膊的姿势走向不同的目标物（图 8 − 4）

a）鼓励儿童在走着去寻找玩具时将双臂和手靠近身体，保持于腰部的高度。

b）如果需要，可进行任何动作的示范。

c）如果需要，可提供身体辅助。

3. 儿童将完成一个简单的障碍跑道/路线以发展其视觉扫描、专注和平衡技能（图 8 − 5）。障碍跑道/路线可以包括诸如：较低的平衡木、楼梯、斜坡道、地点或蹦床等设备

a）要求儿童利用其中的一种设备进行练习，掌握使用方法。

b）当儿童已经能够使用所有设备之后，布置障碍跑道/路线。

c）要求儿童完成所有的障碍物挑战。

d）如果需要，可进行任何动作的示范。

e）如果需要，可提供身体辅助。

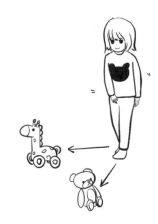

图 8 − 4　以下身保护并恰当摆动胳膊的姿势走向不同的目标物

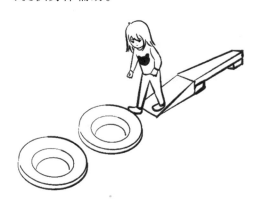

图 8 − 5　完成一个简单的障碍跑道任务

（五）儿童将通过使用导盲技术来发展其旅行技能

1. 儿童将通过跟随导盲者获取运动信息，进而获得与环境互动的感觉运动通道（图 8 − 6）

a）要求儿童紧紧抓住成人的两根或三根手指。

b）在处于站位时反复练习上述抓握技巧。

c）在空旷的房间内或在过道内让儿童站于成人身后约一步的距离，并且随着成人行走约 5 米距离。

d）在行走的过程中练习止步和起步，并保持恰当的姿势。

e）如果需要，可提供身体辅助。

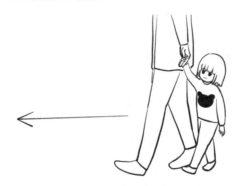

图 8－6　跟随导盲者获取运动信息

2. 儿童使用导盲随行技巧绕过障碍物或穿过狭窄通道（图 8－7）

a）要求儿童想象导盲者的位置。

b）如果需要，可提供身体辅助。

c）保持原地站位练习导盲技巧：让儿童跟随学习成人双臂的运动。让儿童站于成人身后成一列纵队，距离为成人手臂往后伸展的一臂。

d）通过反复进出房门练习导盲技巧。

e）如果需要，可提供身体辅助。

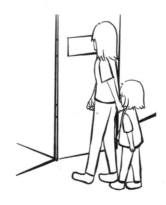

图 8－7　儿童使用随行技巧绕过障碍物或穿过狭窄通道

f）使用导盲技巧穿过过道或房间，避开物体、人和顺利通过狭窄通道。

g）如果需要，可提供身体辅助。

（六）儿童将通过使用调整后的沿物行走技巧来发展其旅行技能

当儿童在过道行走时能够沿着墙壁行走、搜集触觉信息（图8－8）。

a）要求儿童手指轻微弯曲，手心向外轻贴于墙壁，自然放于儿童身体前方，高度大致与儿童腰部齐平。

b）要求儿童的身体与墙面保持大约15厘米距离。

c）如果需要，提供身体辅助或示范。

d）让儿童保持上述姿势练习行走2～3米。

e）让儿童使用沿物行走技巧行走，并用触觉寻找门框、门把手、电梯按钮，或者其他可能出现在墙壁上的标识物。

f）如果需要，可提供身体辅助。

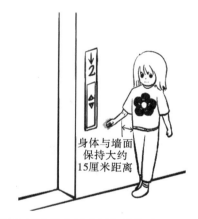

身体与墙面
保持大约
15厘米距离

图8－8　儿童在过道行走时能够沿着墙壁行走、搜集触觉信息

（七）儿童将通过使用调整后的上身保护技巧发展其旅行技能

儿童将可以使其手臂/手保持水平放于上身前，以便在行走时提供保护。

a）儿童取坐位，练习将手臂往前伸展弯曲水平放置于上身前，手肘应与同侧肩膀保持平行。例如儿童举起左臂保持上身保护位。左臂手肘应该位于左肩正前方。手肘弯曲角度应适当大于90°（图8－9）。

b）如果需要，可提供身体辅助。

c）在儿童站位时练习上身保护技巧。

d）在离儿童3米左右的距离给出声音提示，要求他/她运用上身保护技巧走过来。

e）允许儿童走到成人身边时，使用上身保护技巧探知你的身体位置（例如手掌轻触到成人身体）（图 8 - 10）。

f）提供适当的身体辅助和强化练习环节。视情况也可与沿物行走技巧合并练习。

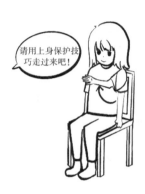

图 8 - 9 儿童坐位练习

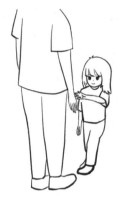

图 8 - 10 儿童使用上身保护
技巧走到成人身边

（八）儿童将通过使用可推行类玩具探知地面和空间物体，以发展其旅行技能

1. 儿童将会使用可推行类玩具，如小推车、呼啦圈等行走，以发展其探知物体的技巧（撞击—探索）（图 8 - 11）

a）要求儿童在一个开阔的房间或过道内，借助小推车行走并定位声源。

b）如果必要，可以先做示范并提供身体辅助。

c）给予儿童足够的时间去熟悉、享受并信任使用小推车。可以以游戏的形式与儿童在过道/门厅或开阔的房间内玩耍。

d）让儿童推着小车去碰撞一些大的物体，如大塑料桶、大洋娃娃等，同时要为儿童提供持续不断的语言或声音线索的提示。

e）允许儿童自己推车去撞击物体，然后停下来。

f）反复练习使用小推车的"碰撞"技巧，但需要保持同样的撞击距离和位置，这样每次的碰撞体验才能基本保持一致，儿童才能根据反复的体验做出对时间、距离和回音定位等的判断。

g）要求儿童按照既定的路线推着小车行走，在途中设置障碍物，要求儿童在撞击之后，停下来用手去探索障碍物体。

h）要求儿童推行小车绕过障碍物，并按照新的声源（可在任何方向）提示继续前行。

i）提供反复练习的机会。

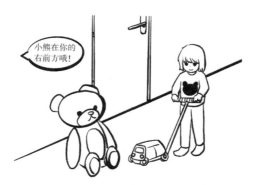

图 8－11　儿童使用可推行类玩具以发展其探知物体的技巧

2. 儿童将能够使用可推行的玩具定位空间中的不同物体

a）将儿童带到一个更为开阔的空间，如体育馆。但应确保此空间是儿童比较熟悉的区域。

b）要求儿童使用可推行的玩具去定位此空间内的不同区域。

c）允许儿童独自探索和练习。

d）如有必要可提供身体或语言辅助，确保足够的练习环节。

（九）儿童将通过使用盲杖探知地面和空间物体，以发展其旅行技能

1. 儿童将接受盲杖作为旅行的工具

a）让儿童探索盲杖的各个部分。

b）当儿童辨认盲杖的不同部分时应及时提供身体或语言辅助。

c）与儿童讨论一些简单的关于安全持杖行走的话题，如杖头必须始终与地面接触。

d）若有必要，提供练习环节和身体辅助。

2. 儿童将学习如何持握和放置盲杖

a）为儿童示范如何使用"握手式"抓握盲杖，注意食指应自然放于杖柄的凹槽内。

b）提供必要的练习和身体辅助，以便儿童习惯并接受抓握杖柄。

c）要求儿童始终采用正确的抓握杖柄姿势。

d）要求儿童以胳膊和手带动盲杖并将杖头尽可能置于身体前方正中间

的位置。

e)要求儿童练习上述持杖姿势(c+d),每次20~30秒钟。

f)注意儿童持杖时杖柄不能碰到肚子,而是应该保持约10厘米的距离(视儿童身高而定)。

g)提供大量的练习环节和必要的身体辅助。

3. 儿童将能使用盲杖练习"撞击—探索"技巧(图8-12)

a)要求儿童持杖准备。若有必要,提供身体辅助。

b)带领儿童在一个开阔的空间或过道中行走时,使用手上手的教学技巧辅助儿童掌握行走中持杖的动作。

c)练习以下技能:杖头必须始终与地面接触并尽可能置于身体前方道路中线位置,儿童手持杖时杖柄应保持在身体前方正中间约10厘米处。与儿童一起走,若有必要则提供身体或言语辅助。

d)逐渐减少手上手的辅助直至完全撤出辅助。若有必要,则提供示范或身体辅助。

e)当儿童感受到盲杖杖头在光滑的塑料表面滑动时,也应该保持恰当的持杖姿势。

f)儿童使用盲杖时,允许其当杖头撞击到墙面或大的物体上时停下来。

g)反复练习"撞击—停止"这一动作,直到儿童能较快速地做出反应。让盲杖成为儿童身体的延伸以便其遇到障碍物时能安全地避开。

h)在儿童能使用盲杖定位到墙壁或大的障碍物后,儿童应使用他未持杖的另一只手去触摸,辨认障碍物是什么。

i)允许儿童练习持杖行走时撞击到许多不同的物体,即先用盲杖探知,再用另一只手触摸辨认。

j)提供大量练习环节和身体辅助。

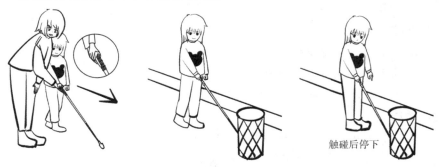

触碰后停下

图8-12 儿童使用盲杖练习"撞击—探索"技巧

（十）儿童将通过使用定向技能来发展其空间理解和认知，进而发展其旅行技能

1. 儿童将能够在感官线索提示下保持直线行走

a）给出一个声音信号（声源），让儿童使用沿物行走技巧（如沿着墙壁）向着声源行走 5 米或更远的距离。

b）给出一个声音信号（声源），让儿童不使用任何沿物行走技巧向着声源行走 5 米或更远的距离。

c）让儿童使用沿墙壁行走技巧向着声源行走，但在途中放置一个障碍物。

d）儿童可能会在绕开障碍物后需要适当的身体辅助，以保持或重新找到原路线。

e）若有必要，需提供大量练习环节或示范。

2. 儿童将能够在平坦的表面组织和定位物体

a）当儿童坐在桌子/餐桌前时让儿童定位玩具、拼图、碗盘、纸巾或餐具。

b）让儿童找到桌子上的特定物品，并要求其在使用完毕后放回原来的位置。

c）若有必要，需提供大量练习环节或辅助。

3. 儿童将能在教室内走到特定的位置（如自己的座位）（图 8－13）

a）先让儿童练习第一段路线：使用沿墙行走的技巧找到中转地，鼓励儿童使用上身保护法。

b）上述环节可能有必要进行身体辅助和多次练习。

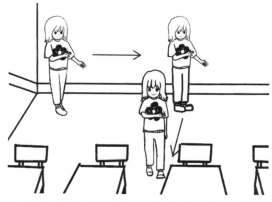

图 8－13　儿童在教室内独自走到自己的座位

c)让儿童练习第二段路线:从中转地到目标位置(如座位)。儿童在穿过无参照物的空间时使用声音线索提供帮助。

d)应提供大量练习环节。可能有必要提供身体辅助和行走姿势的示范。

e)在幼儿园环境中教授儿童综合使用沿物行走、地标、触觉线索、声音提示等多种技能熟悉路线。

二、48~60 月龄

(一)儿童将通过辨认身体部位和身体躯干(body planes)发展其空间概念

1. 儿童将能够定位并摸到不同的身体部位

a)要求儿童摸一摸/拍一拍自己的膝盖、脚踝、手腕、手肘、面颊和手指。

b)如有必要提供恰当的动作示范。

c)若有必要提供身体辅助。

2. 儿童将能够定位并摸到身体表面

a)要求儿童摸到身体的前面。

b)要求儿童摸到身体的后面。

c)要求儿童摸到身体的两侧和顶部。

d)如有必要提供恰当的动作示范。

e)若有必要提供身体辅助。

3. 儿童能够将一件物品放到自己身后

a)要求儿童找到自己的手。

b)要求儿童将自己的手放到身后。

c)要求儿童将一件物品,例如玩具,放于自己的身后。

d)若有必要提供身体辅助。

e)要求儿童将自己的后背靠在墙上。

f)提供身体辅助和大量的练习机会。

4. 儿童能够将一件物品放于自己身侧或头顶

a)要求儿童定位自己的身体左右两侧。

b)要求儿童将一件物品,如一个玩具,按指令(左或右)放到自己身侧。

c)儿童能够按指令将自己的身体左侧或右侧靠于墙上。

d)必要时提供身体辅助。

e）要求儿童将手举到头顶。

f）要求儿童用手触摸脑袋，解释这是我们身体的顶端。

g）提供大量练习上述动作的机会。

（二）儿童将通过在环境中辨认物体或光源来发展视觉功能

1. 儿童将使用恰当的扫描技巧来定位光源（图 8－14）

a）如果儿童有光感，要求他去寻找太阳光。

b）问儿童：你在哪儿能感觉到太阳照射的温暖？

c）问儿童：你看到太阳在哪儿了吗？让儿童指向太阳的方向。

d）若有必要则提供身体辅助。

e）如果儿童没有光感，则问：你在哪儿能感觉到太阳照射的温暖？

f）让儿童指向或者面向太阳照射的方向。

g）若有必要则提供身体辅助。

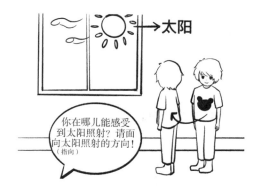

图 8－14　儿童使用恰当的扫描技巧来定位光源

2. 儿童将能够使用恰当的扫描技巧来定位找寻物体

a）让儿童站到一块地垫上。

b）要求儿童走到地垫的边缘（垂直扫描／vertically scanning）并停下来。

c）要求儿童从地垫上走下来站到地板上。

d）若有必要则提供练习环节和身体辅助。

3. 儿童将能够使用水平扫描（horizontal scanning）技巧来定位物体（图 8－15）

a）让儿童静止站立。

b）指导者从约 10 米开外向儿童身体左侧或右侧滚动一个球。

c）使用不同大小、不同颜色、带或不带声音的球来反复练习扫描技巧。

d）问儿童：你在身体的哪一侧看到或听到球滚过来？

e）若有必要则提供大量练习环节和身体辅助。

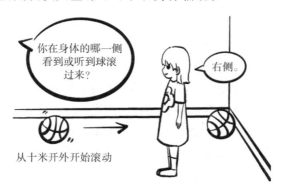

图 8－15　儿童使用水平扫描技巧来定位物体

（三）儿童将通过辨认和定位声源来发展其听觉功能

1. 儿童将在环境中辨认不同的声音

a）要求儿童描述他在家里或幼儿园里听到过的不同声音。

b）将儿童描述的这些声音做成一个清单，并不断地更新。

c）让儿童分辨户外的声音，如小汽车、公共汽车、飞机、自行车、汽笛声、号角声等。

2. 儿童将能够在坐着时定位声源

a）要求儿童坐在地垫上。

b）要求儿童去拿／触碰放于自己身前、身后、身侧或头顶的声源。

c）必要时提供大量练习和辅助。

3. 儿童将能够在站着时将身体转向声源

a）要求儿童辨认目标声音。

b）要求儿童面向声源方向站立。

c）要求儿童按指令（左、右）将身侧朝向声源方向。

d）必要时提供大量练习环节和辅助。

4. 当无光感时，儿童将使用回声定位技巧辨认身体前方的墙壁（图 8－16）

a）要求儿童沿着墙壁向墙角方向行走。

b）让儿童尝试着使用回声定位技巧，在走到墙角转弯处时停下来并摸到转弯处的另一面墙。

c）让儿童在安静的过道环境中练习回声定位。

d）必要时提供大量练习环节和辅助。

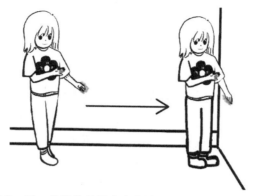

图 8 – 16　儿童使用回声定位技巧辨认身体前方的墙壁

（四）儿童将发展其触觉辨别能力

1. 儿童将能够通过触觉找到并辨认不同的玩具（图 8 – 17）

a）要求儿童通过触摸来区分不同的玩具。

b）必要时提供练习环节和身体辅助。

2. 儿童将能够辨别不同的质地／纹理

a）要求儿童辨别软的、硬的、毛茸茸的等不同质地。此练习环节中还可使用不同粗糙程度的砂纸、不同柔软程度的布等。

b）必要时提供练习环节和身体辅助。

3. 儿童将能够辨别并使用墙上的触觉线索

a）要求儿童沿着墙壁走到特定的房间。

b）要求儿童在门框旁定位一些特殊的触觉线索，如门旁墙壁上悬挂的画笔代表这是美术教室（这需要事先对环境做出改变，此线索不宜经常变动）。

c）必要时提供练习环节和身体辅助。

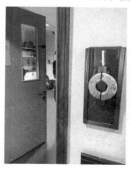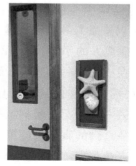

图 8 – 17　教室门口不同的触觉标识

4. 儿童将能够辨别地面上的不同触觉线索

a）要求儿童辨别他所站的地面材质，如地砖、地毯、水泥地、玻璃地板、木地板、沙地、草地等。

b）必要时提供练习环节和身体辅助。

（五）儿童将通过运动活动发展其粗大动作技能

儿童将练习通过一条复杂的障碍跑道，这将发展其视觉扫描、专注力、平衡性。障碍跑道可以包括：地点、前庭板、斜坡道、爬行隧道、爬梯、滑道、桶、台阶、蹦床、平衡木等（图8-18）。

a）要求儿童每次只使用一件器材并掌握玩法。必要时提供示范和身体辅助。

b）在儿童熟练掌握部分或全部器材后布置出一条障碍跑道。

c）要求儿童完成全部障碍跑道。

d）必要时提供动作示范和辅助。

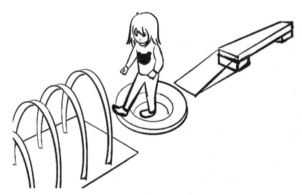

图8-18　儿童练习通过一条复杂的障碍跑道

（六）儿童通过使用人导法技巧发展其旅行能力

1. 儿童将可以使用人导法上楼梯

a）让儿童紧握成人的手（可以是2~3根手指头）。

b）让儿童走在成人身后大约一步距离。

c）告知儿童"前方是楼梯，准备上楼"。

d）让儿童用另一只手握住楼梯扶手（一般为右手）。

e）让儿童用一只脚的脚尖触碰第一级台阶。

f）让儿童跟随成人的脚步上楼。

g）到达最后一级台阶时告知儿童。

h)要求儿童在双脚都踏上最后一级台阶时用手感知扶手的终端。

i)必要时提供大量的练习环节和辅助。

2. 儿童将可以使用人导法下楼梯

a)让儿童紧握成人的手（可以是2~3根手指头）。

b)让儿童走在成人身后大约一步距离。

c)告知儿童"前方是楼梯，准备下楼"。

d)让儿童用另一只手握住楼梯扶手（一般为右手）。

e)让儿童用一只脚尖向前滑动直到触碰到第一级台阶边缘。

f)让儿童跟随成人的脚步下楼。

g)到达最后一级台阶时告知儿童。

h)要求儿童在双脚都踏下最后一级台阶时用手感知扶手的终端。

i)必要时提供大量的练习环节和辅助。

（七）儿童将通过综合使用调适后的上身和下身保护法来发展其旅行能力

1. 儿童在行走时能将手和胳膊置于下半身躯干前方，呈对角线位置（图8－19）

a)让儿童将手和胳膊向前对角线方向置于下半身躯干前方。

b)让儿童保持上述姿势走向一个声源。

c)让儿童站定，联合使用上下身保护法。

d)让儿童综合使用上下身保护法走向一个声源。

e)必要时提供大量练习环节、示范和身体辅助。

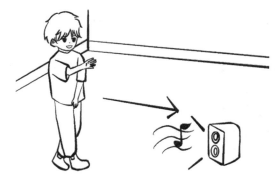

图8－19　儿童在行走时将手和胳膊置于下半身躯干前方（上、下身保护法）

2. 儿童将能在弯腰捡起掉落物品时使用上下身保护技巧（图8－20）

a)让儿童将手和胳膊水平放于自己面部前方15~30厘米处，告知儿童掌心朝外。

b) 让儿童曲膝（微蹲），用脚去寻找掉落的物品。

c) 让儿童尝试以物品掉落时发出的声音为焦点区域，用另一只手练习环形搜索方法。

d) 必要时提供大量练习环节和提示。

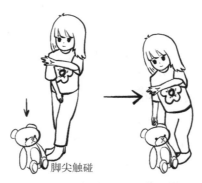

脚尖触碰

图 8-20　儿童能在弯腰捡起掉落物品时使用上下身保护技巧

（八）儿童将能独立安全地上下楼梯以发展其旅行能力

1. 儿童将能独立上楼梯

a) 告诉儿童他已到达楼梯前。

b) 让儿童握住楼梯扶手（告知扶手方位）。

c) 让儿童用脚尖去触碰第一级楼梯的侧面。

d) 让儿童一只脚踏上第一级楼梯，然后另一只脚上抬踏上第二级楼梯。

e) 让儿童继续交替抬脚上楼梯直到到达最后一级楼梯。

f) 一旦到达最后一级楼梯，让儿童一只手感受扶手的终端/拐角处，并定位到接下来的一段楼梯（若有），同时另一只手采取上身保护法。

g) 必要时提供大量练习环节和提示。

2. 儿童将能独立下楼梯

a) 告诉儿童他已到达楼梯前。

b) 让儿童握住楼梯扶手（告知扶手方位）。

c) 让儿童将一只脚贴地面往前滑动直到脚尖触碰到第一级楼梯边缘。

d) 让儿童将另一只脚也放到第一级台阶边缘处。

e) 让儿童一只脚往下踏上第一级楼梯，然后另一只脚往下踏上第二级楼梯。

f) 让儿童继续交替抬脚下楼梯直到到达最后一级楼梯。

g）一旦到达最后一级楼梯，让儿童一只手感受扶手的终端/拐角处，并定位到接下来的一段楼梯（若有），同时另一只手采取上身保护法。

h）必要时提供大量练习环节和提示。

（九）儿童将使用盲杖来探知地面和物体，以此发展其行走能力

1. 儿童将使用调适过的对角线技巧，在室内持杖行走（图8-21）

a）让儿童采用正确的持杖姿势。

b）让儿童持杖的手往前伸至离身体髋部15～30厘米处，注意：如果左手持杖则左手应放于左髋部前方；右手持杖则右手放于右髋部前方。

c）让儿童（右利手）身体左侧靠过道墙站立，要求其右手持盲杖，并将杖头滑向墙壁与地面交接处。

d）让儿童沿着过道前行，并保持杖头一直沿着墙面和地面交接处滑行；另一只手沿墙面滑动（沿物行走技巧）。

e）必要时提供大量练习环节和提示。

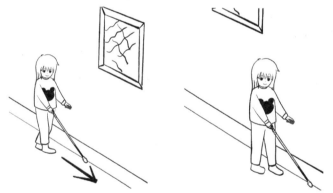

图8-21　儿童使用调适过的对角线技巧，在室内持杖行走

2. 儿童将学习使用盲杖时的连续接触技巧（即杖尖在地面左右弧形滑动）持杖（图8-22）

a）让儿童保持正确的持杖姿势。

b）要求儿童站定。

c）在离儿童身前约一根盲杖的距离放置一把椅子。

d）要求儿童保持原地站立，并用杖头在地面滑动去敲击椅子的左腿和右腿。让儿童练习约20次。

e）必要时提供更多的练习环节和提示。

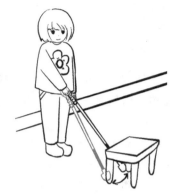

图 8－22　儿童学习使用盲杖时的连续接触技巧持杖

3. 儿童将使用调适过的连续接触技巧持杖行走

a）让儿童保持正确的持杖姿势。

b）要求儿童站定。

c）在约 3 米处与儿童面对面站立。

d）让儿童边走边采用连续接触技巧，提示其通过自己肩膀在身前左右摆动宽度来调整其摆动盲杖的弧度。让儿童朝着声源行走约 6 米距离。

e）让儿童用杖头撞到墙壁或大件物体，然后停下来。

f）多次练习持杖时的撞击—停下，直到儿童形成自然反应。

g）必要时提供大量练习环节和提示。

（十）儿童将使用定向技能来发展和理解校园环境空间，进而发展其旅行能力

儿童将能在校园里独自行走到特定的区域。

a）让儿童定位到自己教室的门。

b）让儿童使用上身保护法和在过道沿物（沿墙）行走的方法找到去往卫生间、开水间或其他功能教室的路线。

c）当到达指定地点后，让儿童找到并辨别门框外的线索或标识物（前提是不同房间/教室外有专门的标识或线索加以区分）。

d）必要时提供大量练习环节和身体辅助。